# 医院精细化管理实践

## DETAIL ORIENTED MANAGEMENT OF HOSPITAL

### （第二版）

主 编 韦铁民

U0274897

中国医药科技出版社

## 内 容 提 要

　　本书从多角度论述了医院精细化管理的理念与方法，不仅有医院管理理念和意识方面的内容，更多的还是实际操作层面的内容。它将医院管理的具体工作落实到某一部门、某一类职工和某一个问题上，并有针对性地摆问题，写做法，谈体会和成效。这些做法可供学习、借鉴，方便读者"拿来即用"或根据实际"修改套用"。相信每一位想把医院管理好的人都可以在此书中找到自己需要的东西。

**图书在版编目（CIP）数据**

医院精细化管理实践/韦铁民主编. —2版. —北京：中国医药科技出版社，2017.9
ISBN 978 - 7 - 5067 - 9532 - 6

Ⅰ. ①医… Ⅱ. ①韦… Ⅲ. ①医院—管理 Ⅳ. ①R197. 32

中国版本图书馆 CIP 数据核字（2017）第 204691 号

**美术编辑**　陈君杞
**版式设计**　张　璐

出版　中国医药科技出版社
地址　北京市海淀区文慧园北路甲 22 号
邮编　100082
电话　发行：010 – 62227427　邮购：010 – 62236938
网址　www. cmstp. com
规格　787×1092mm ¹⁄₁₆
印张　16½
字数　227 千字
初版　2016 年 9 月第 1 版
版次　2017 年 9 月第 2 版
印次　2017 年 9 月第 1 次印刷
印刷　三河市百盛印装有限公司
经销　全国各地新华书店
书号　ISBN 978 – 7 – 5067 – 9532 – 6
定价　**49. 00 元**

# 编　委　会

# 前言

医院怎么管，当院长的都懂，都会说。但医院管理重在何处，难在何处，精在何处，细在何处，其抓手是什么，切入点在哪里，成效又如何体现，许多医院管理者未必能归纳清楚。

医院如同一个小社会，各项工作千头万绪，纷繁复杂，处处考验着医院管理者的智慧与能力。而医疗是个精细活，医院管理就更需要精益求精的工匠精神。一家医院的自有工作机制确定了日常工作的程序，但各个程序衔接是否有效，各项工作执行是否到位，整体发展目标是否适宜，主要体现在大局把控和细节处理上。作为一名医院管理者，必须要很好地分析所在医院的具体情况，制订发展战略，要有大格局，能抓住运行管理中的关键环节，在大的框架下把事做精、做细，把活干实、干好。具体来说，就是要根据医院地理位置、医院属性，制订医院短期和长期发展计划，特别要清楚医院每年的主要工作、发展重点和管理难点是什么，懂得如何实施精细化管理，如何抓重点、抓要点、抓细节，如何让中层干部和普通职工跟着你的思路走。若不厘清这些医院精细化管理的关键问题，实施精细化管理永远只是空中楼阁。

本书是浙江省丽水市中心医院多年来卓有成效的精细化管理实践经验的深刻总结、提炼和归纳。丽水市中心医院是国家三级甲等综合性医院、区域性标杆医院。倡导精细化，追求精细化一直是丽水市中心医院不懈努力的目标和方向。多年来，丽水市中心医院在如何实施精细化管理方面进行了许多新的、卓有成效的探索，在医院管理上致力于"建体系、立标准、精管理、论绩效、保安全、促发展"，并建立了一整套行之有效的医院精细化管理模式，在医院管理方面取得了很好的成绩，医院管理成果的影响力不断扩大。近三年丽水市中心医院院长受邀到全国各地做医院管理方面的专题讲座200余场，2010年至今已有近千批次各国各地医院和单位来院参访学习或接受培训。

成功不能复制，但经验可以借鉴。管理方法具有一定的普遍性。本书小到厕所异味管理，大到院长领导力提升，从多角度论述了医院精细化管理的理念与方法，蕴含着医院管理者的智慧。该书不仅有医院管理理念和意识方面的内容，更多的还是实际操作层面的内容，它将具体工作落实到某一部门、某一类职工和某一个问题上，并有针对性地摆问题，写做法，谈体会和成效。这些做法可学可鉴，方便读者"拿来即用"或根据实际"修改套用"。

　　正如《医院精细化管理实践》所展现的，实现医院精细化管理并非难事，但也非易事，它就蕴藏在医院管理的日常点滴之中。相信每一位想把医院管理好的人，都可以在本书中找到自己需要的东西。

　　《医院精细化管理实践》自 2016 年 9 月出版后，深受广大医院管理者的喜爱，不到半年，4000 册书在市场售罄。此次再版，我们在原有内容的基础上又增添了近 30 篇医院管理方面的操作案例和实践体会，使本书内容覆盖了医院精细化管理的方方面面。我们坦诚分享，期待互学共赢，为提升我国医院管理水平尽微薄之力。

编者

2017 年 8 月

# 目录
*Contents*

## 第一章　行政管理

## 第二章　医院人文建设

## 第三章　医疗质量与安全管理

## 第四章　护理质量与安全管理

## 第五章　科研教学管理

## 第六章　财务绩效管理

## 第七章　后勤管理

# 第八章　安全生产管理

# 第九章　基本建设管理

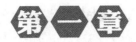

# 行 政 管 理

## 第一节 医院院长的领导力

【背景】"领导力"这一说法起源于企业，医院院长的领导力有同于企业，但也有别于企业。医院如同一个小社会，各项工作千头万绪，纷繁复杂，如医院发展、医疗质量、教学科研、复杂的人际关系等。如何在工作中成长、在工作中提升管理能力和智慧，成为一名较全面的院长，是每位院长特别是年轻院长必须思考和学习的课程。

【问题】①院长对医院发展战略不清楚，定位不准，对医院各个运行环节的掌握不透彻；②院长工作思路不清，管理体系不全，管理不细，工作不实，对事件应对处理能力差；③职工的积极性不能有效发挥，顺从性差；④院长个人不注重品格的修炼。

【做法】

### 一、医院院长要具有大格局的思维，正确定位医院发展方向

作为医院院长，制定切合医院实际的战略规划和宏观远景的能力应成为其必备能力。制定医院中长期规划，需要综合政策环境、医院现状和当地的社会环境，只有切合现阶段我国医疗事业的大环境，并符合所处区域的具体情况，规划才具备可操作性。院长对政策的判断必须要有前瞻性，并结合医院具体情况和区域内总体概况，才能制定适应时代发展的发展规划和宏观远景。

## 二、医院院长要建立合理有效的管理体系

医院运行环节多、细节多，一家医院要想在激烈的市场竞争中立于不败之地，必须要有一套科学的、切合实际的制度。如果没有一套行之有效的制度就会造成医院管理无序，甚至混乱。那么，是否出台一套合理的管理制度，院长就可以高枕无忧了呢？显然是不行的。不管多么合理的制度，如果缺乏执行力和严格的监督机制依旧无法落实。因此，作为院长，除了要制订合理的制度外，还必须关注制度的落实情况，关注制度的运行情况，一旦发现不切合实际或不合情理的制度就要及时纠正，不断改进，才能使制度适应医院发展的要求。一个好的制度必然是适时改进的，一成不变的制度绝不可能是好制度。一个有经验的院长，应该善于通过制度来管理职工，能时刻维护制度的严肃性。

## 三、医院院长要有令人信服的个人魅力

**1. 要有一定的学术能力** 医院是业务性很强的单位，院长要想有较好影响力和领导力，除具备较好的行政能力外，还必须具备较好的专业能力和较高的学术地位。如果医院院长对业务不了解，在专业领域说不上话，说不响话，那么就很难赢得大家的认同和信服。一名院长，管理学知识的欠缺可以通过勤奋工作和学习来弥补，但专业背景的缺失或者专业能力的薄弱，却是管理的先天缺陷。拥有医学专业背景，在专业领域具有较高的学术地位，可以帮助院长建立自信，并通过与临床权威专家的平等对话，建立互信、互助的良好关系。

**2. 有独到见解的管理能力** 医院要做精做细、做大做强，院长必须要有切合实际的工作方法，并且要有足够的坚持和独到的见解。不同医院所处的地方背景不一样，医院内部情况不一样，医院院长只有具备独到的分析思考能力，才能更好地抓住重点，把握关键，有条不紊地处理各项事务。因此，作为医院的"掌舵者"，不仅要看得远，更要看得准。在同质化竞争的今天，要想走出一条适合医院自身发展的特色之路，很重要的一点在于院长的独到思维与见解。

**3. 有关注细节的能力** 医院的自有机制已经确定了一家医院日常工作的程序，但各个程序的衔接是否有效，主要体现在细节处理的能力上。

医院环节多、流程多，细节多，各种诊疗细节、流程细节、服务细节、财务管理细节等无一不影响着医院的医疗、服务和管理。这些细节问题看似简单，价值却无法估量。医院管理只有从细节抓起，关注细节、善待细节，在大的框架下把事做细做实，才能使医院发展始终充满生机和活力。

**4. 有一定的财务管理能力** 医院财务管理是医院工作的核心内容之一，是医院管理的重要组成部分。医院发展到一定规模，管理达到一定阶段，院长的财务管理能力就显得尤为重要。作为院长必须要了解相关的财务管理知识，具备一定的财务管理能力，知道医院要做什么，怎样做成本最低，如何花钱，花钱后直接和间接的效益是什么，效益比怎样等。当前我国地方政府对医院的财政投入有限，医院要想在激烈竞争中立于不败之地，院长就必须管好医院的人、财、物，积极利用国家现有的优惠政策，增收节支，关注投入与效益比，为医院发展不断积累资金，才能保证医院可持续发展。

**5. 有很好的危机处理能力** 医疗行业是一个高风险的行业，危机时刻存在。目前医患关系仍然紧张，医患矛盾突出，针对医院或医务人员的暴力攻击时有发生，应对医疗事故、医疗纠纷产生的医院危机已成为当代医院院长的必修课。此外，突发社会公共事件、医疗市场竞争和医疗人才竞争等也需要院长去面对和处理。医院危机管理是一个系统工程，它需要建立一个组织完善、运作高效、机动灵活的危机管理组织机构，把医院日常运行、长远发展战略与危机管理有机地结合起来，才能确保医院的健康发展。如何正确对待危机，如何在危机发生后有效应对、化解和利用，使危机的破坏性减少到最低程度，甚至在危机处理中使医院得到意外的收获，是新时期医院院长必备的能力之一。

**6. 有人格魅力** 相对于权力与地位，院长的人格力量不会随着职位的消失而退色，其对人们的影响是发自内心的，长远的。一名优秀的院长，必须懂得倾听、尊重、承担，必定非常注重自己的穿衣打扮、言谈举止、待人接物等方面。联想集团董事局主席柳传志说，要影响别人，先做好自己。只有用自己的个人魅力、形象和风范赢得大家的爱戴，大家才会真正地信服你。因此不凡的人格力量，是造就魅力型院长的核心要素。此外，一定的社会兼职也可以扩大院长的影响力和知名度，使职工更加尊重和信服，同时也为院长的对外沟通交流拓宽了渠道，增加了影响力。

### 四、医院院长要善于激发干部职工的积极性

医院要营造良好的工作环境和平台，要结合医院内部具体情况采取有效的激励机制来发挥全院干部职工的积极性。当前，医疗市场的竞争使医院之间针对人才的竞争更加激烈。在高薪和优厚待遇的诱惑下，地市级医院和县级医院的高端人才和有发展潜力的人才不断流失。要想留住人才并使之充分发挥作用，就需要院长在日常管理中，善于运用激励的方式和艺术，注重合理绩效分配的制度建设，进一步完善绩效考核分配机制，建立以奖金分配为导向，让能者、勤者多得，要为职工搭建各种平台，激发大家的工作热情，激励大家发挥各自特长和潜能，安心工作，促进医院发展。

【小结】身处这个多变的时代，医院院长除了要具备像医改方案所要求的那样，逐步建立一支职业化、专业化的医疗机构管理队伍外，更要具备一种"率众达标"的能力，而这一关键能力就是"领导力"。在当前这个充满机遇与挑战的医疗行业，中国医院院长们正面临着方方面面的挑战，同时也有很多新的机遇在等待，要想使自己领导的医院立于不败之地，就要不断总结经验和教训，认真探索符合所在医院和时代特色的管理谋略和方法，而这些都是我们这些新时期医院院长们需要共同思考的问题。

(韦铁民)

## 第二节　医院院长的几个关键能力

【背景】医院稳健运行需要从容驾驭的领航者，在医院的干部谱系中，院长是醒目的标识。当前医疗竞争日趋激烈，医疗行业充满机遇和挑战。作为医院院长只有具备关键"领导力"，才能为复杂问题精准把脉，为医院发展再添新枝。如何提升院长领导力，是每位院长的必修课。

【问题】①缺乏观察和分析能力，抓住问题核心能力不足；②缺乏全

局视野，把握全局能力不足；③遇到重大问题时，内外协调、组织能力不足；④缺乏归纳概括能力，不能将实际操作上升到理论层面，不能形成管理体系或理论。

**【内容】**

### 一、观察事物的穿透力

所谓穿透力，就是我们日常所说的"一语道破"，直达核心的能力。医院院长只有借助专业的业务知识、系统的管理知识和科学的方法论，才能在纷繁复杂的环境中抓住问题本质，抓住影响医院发展的主要矛盾，把注意力和关注点放到医院全局最重要的问题上。院长要掌握事物的发展规律，理清工作思路，从而带动医院全面工作，同时积极地采取适当的措施和手段，并不断调整与改进。院长具备观察事物的穿透力后，能更好地结合过去的经验、当前的政策环境和医院的发展现状，预见未来的发展趋势，从而制定出既能抓住核心关键点，又不忽略个别重要细节，切合医院实际的精细化管理体系，走出一条适合医院自身发展特色的道路。

### 二、复杂问题的分析力

医院运行体系复杂，每天都有新问题。作为一院之长，每天都要和各种各样的人打交道，处理形形色色的问题，需要在不断变化的环境中审时度势。面对复杂问题，需要院长具备较强的分析力。只有分析力强的院长，才能迅速适应内部环境和外部环境的变化，结合自己的专长，提出独到的见解。解决复杂问题，不能单靠过去的经验，需要涉猎更广的知识，增强预见性，提高各种复杂问题的分析力，还要勇于创新，用发展、变化的眼光去分析、认识问题，创造性地提出解决问题的新思路、新举措。一个分析能力强的领导者，往往能够自如地应对一切难题，进而积极、妥善地解决问题，这正是分析力的魅力所在。

### 三、抓本质的敏锐力

作为医院院长，必须具备全局视野，从社会责任感和社会发展的高度来全盘考虑问题。全局视野要求院长有抓住事物本质的敏锐力，因为具有敏锐力的人比他人看问题更全面，理解更深刻。提升抓本质的敏锐力，必须要反应敏锐，善于分析，所思所想有深刻性，能透过现象看到本质，能把一件事或一个概念分成较简单的组成部分，并找出这些部分的本质属性，选择与医院发展直接相关的部分进行剖析、观察和研究。从某种程度上来讲，拥有抓本质的敏锐力比拥有大量的业务、学术知识还重要，对于医院管理工作中的各种情况、各种问题都要抓住本质，再结合医院发展的整体状况来进行综合考量，才能有正确、科学的决策。

### 四、融会贯通的能力

医院承担着特殊的社会使命，医院院长的管理手段和能力与一般企业领导相比更显重要。随着互联网时代的到来，大数据深耕细作，仅靠勤奋刻苦、机械重复的基本素质已经不能适应当前时代对医院院长的要求。院长要适应时代的需求，就需要具备融会贯通的能力。融会贯通是一种知识迁移的状态，能够了解不同门类、不同领域知识间的共性，将对一个领域更深的认识应用到另外一个领域中，从而在实践中更从容地应对和解决问题。如今的医院院长大多出身于医师队伍，相对缺乏系统的管理知识培训，但作为一名优秀的医院院长，必须要既精通业务，又擅于管理，还要有广博的知识（包括经营管理、财务管理、人力资源管理等等）。这样，才能更好地适应当前的新形势，将已有经验和更新知识串联起来，融会贯通，更好地指导工作，解决问题。

### 五、娴熟的协调能力

医院院长应该是一名擅于协调的领导者，在各种突发事件的面前，在盘根错节的人际关系中，需要院长具备方方面面的协调能力。一方面，当前医患关系仍然紧张，在处理医疗纠纷、医疗事故，应对突发事件时，应探究问题根源，协调各方利益，采取相应措施，最大限度地减少损失。协调的过程中，处理方法要灵活，要有变通创新精神，遇到棘手或紧急问题时，能冷静地选择最佳方案。另一方面，医疗行业和医疗人才的竞争也愈来愈激烈，作为医院院长要了解不同员工的特点，要深刻理解不同岗位对任职者的要求，要善于识才、育才、用才、留才，充分调动职工的积极性、创造性。协调好医院内部关系，加强与外部环境的联系，才能在竞争中取胜。

### 六、归纳提炼的能力

一名出色的院长一般具有扎实的学术能力，良好的职业道德，丰富的工作经验，以及很好的管理知识，这些能力和经验都需要在工作中不断总结和提炼。作为医院院长，必须要学会不断地反思归纳，无论是个人成长，还是医院发展中碰到的成绩或困难，都需要进行总结。只有把不同的知识、经验和方法进行有机结合，得出自己的心得体会，才能摸索出属于医院自身发展的模式，形成富有医院特色的管理体系和组织文化。医院文化是医院前行的灵魂和灯塔，需要孜孜不倦地探索和创新，院长需要在医院发展的过程中高屋建瓴地将管理体系和医院文化进行整理、归纳和提炼，使之升华到构成管理体系中不可或缺的重要内容。归纳是总结回顾，提炼是理性思考，这种能力不是纯粹学习书本知识就能得来的，需要在实践中不断总结，唯有此，才能对医院发展做到"胸中有沟壑"，这是时代对医院院长的要求。

【小结】山因脊而雄，屋因梁而固。一家医院的进步和发展离不开院长的引领，在院长的"领导力"下，看清医院前进的方向，设计出医院的未来蓝图，不忘为什么而出发，才能激发起向前的无穷力量。医疗行业的竞争愈加激烈，身处这个高速变化的时代，医院院长要想使自己领导的医院做精做细、做大做强，不但要得到职工的认可，还要赢得社会公众的口碑。院长只有具备较强的领导力，才能为医院发展打下坚实的基础。

（韦铁民）

## 第三节　医院院长的钢琴学

【背景】一曲优美的钢琴让人终生难忘。弹出一曲优美的钢琴除了要有一台好的钢琴和曲子外，演奏家还必须具备很好的素质和水平，熟练掌握十个手指的各自功能，能很好地协调和发挥各手指的作用，演奏中熟练把握乐曲节奏的快慢并控制好下键的轻重。管医院如同弹钢琴。医院部门多、环节多，面对医院内部众多部门和大小事务，医院院长如何在管理中学会弹钢琴——买好钢琴，谱好曲子，用好手指，注重协调，把好节奏，体现艺术，是医院院长领导力的最好形容。

【问题】①没有好曲子，即医院管理缺体系，制度不健全；②院长统揽全局能力不强，十个手指主次功能分不清，胡子眉毛一把抓，不能有效发挥分管院长和各部门的工作积极性；③每天面对大量工作，下键轻重把控不好，急事缓事分不清，疲于应对；④下键的柔性和节奏把握不好，管理缺乏艺术，工作创新能力不足。

【做法】早在两千多年前，老子提出"治大国如烹小鲜"的治国理政之道，深受众人称道。如今，本人在多年医院管理实践的基础上，感悟了"管医院如同弹钢琴"，在提升医院院长领导力，促进医院管理方面做了很好的实践和感悟。

## 一、买好钢琴

买一台好的钢琴是弹奏优美乐曲的基础。在医院管理中，好的钢琴泛指好的医疗设施、工作条件、工作环境，是医院发展的硬件。

## 二、用心谱曲，依曲弹琴

在医院院长钢琴学中，用心谱曲即制订和完善医院的各种规章制度及管理规定，并建立科学的医院运行管理体系，使医院管理更加整体化和系统化。

## 三、明确十指作用和侧重

十指功能和着力强度不一样，它们互为补充，缺一不可。弹钢琴时，演奏家只有充分用好每个手指，才能弹出舒缓优柔或激情四溢的优美旋律。在医院管理中，十指指的是医院领导班子中的副职、中层干部等管理团队。院长只有充分用好手下的副职和管理团队，在日常工作中分清十指作用，才能统揽全局，把控好工作的侧重，医院管理也才能更有成效。

## 四、注重十指功能的协调

钢琴演奏中，拇指、食指着力较强，使用频繁；中指修长，形象较好；无名指、小指虽然纤细弱小，却是前者的重要补充，地位作用不可或缺。医院管理中，协调十指功能，需注意以下三点：一是注重团队管理理念、管理方式、管理能力的培育和提升；形成部门和团队间共同的目标和义务，使大家工作不推诿，不扯皮，有合力，促进全院工作的开展和提升。二是建立部门尤其是重点部门间的协调沟通机制，加强信息、资源共享互通，避免产生管理孤岛，同时杜绝管理制度和工具打架，避免部门推诿冲突，促进医院各项工作的顺利执行。三是建立医院运行管理体系，各部门职责明确、重点突出，有效提升医院管理效能和科室执行水平，提高医院的运行顺从性和效益。

### 五、学会把控节奏的快慢

一位优秀的演奏家弹钢琴时一定非常注重节奏，或缓或急。同样一位优秀的医院院长在管理中也一定要非常注重工作节奏，或快或慢，或紧或松，有所侧重。把控节奏，一是坚持"复杂的事情简单做"，对于医院管理中一些涉及方方面面，感觉上非常复杂的问题，要学会分清主次，分清利弊，抓住主要问题和关键点，解决起来才会有事半功倍之效；二是坚持"决定的事情马上做，争议的事情延后做"，医院工作千头万绪，如果习惯于拖延，事情堆积如山，一旦有重要或急迫的事情接踵而至时，就会陷入忙乱之中，甚至影响判断，忙中出错。因此院长必须养成高效做事的习惯，对于没有暂时搁置必要的事情，决定之后就要马上做。但对于一些意见分歧很大，未来方向不明，实际操作非常困难的事情，则可暂时放一放，让职能科室再次梳理并继续寻找最佳解决方案，或是等待环境条件变化，时机成熟后再行处理。这样做既可降低工作难度又可提升工作成效。

### 六、注意下键轻重和柔性

一名优秀的演奏家在弹奏钢琴时一定要把控好下键的轻重和柔性，同样一位成熟的管理者在管理医院时也一定要注重管理的艺术，将管理的原则性和灵活性完美整合统一。一是管理中涉及医疗质量、医疗安全、药品监管、安全生产等关乎医院发展的核心指标和核心内容时，院长下键必须要稳、准、重，既不手软，也不姑息，通过管理树立权威，取得实效。二是处理职工错误要宽严结合，既体现原则性，又有灵活性。若职工犯的是原则性错误，要动辄则咎，坚决维护医院制度的严肃性，依规依据处理，即下键要重；如犯的是非原则性错误，则应本着惩前毖后、治病救人的精神，按照错误性质和情节轻重，惩戒与教育相结合，宽严相济。三是在人才培养和干部使用方面，要刚柔相济。对于人才培养，我们要敢于下重键，即要舍得投入，尽可能给予政策的倾斜，消除一切不利于人才成长、使用、发展的体制性和机制性的障碍，为人才成长、发展营造良好的生态环境。在干部培养和使用上，对于看准的，人品好，事业心强、责任心强、有培养前途的人也要敢于下重键，看清主流，客观分析、引导，为其提供表演舞台，大胆培养使用。

【小结】医院院长要弹好医院管理的钢琴曲，首先需要一台好的钢琴，而这台钢琴就是指医院的各种硬件设施、设备以及环境条件等；其次是需要谱写一首好的曲子，即制订和建立医院各种规章制度和运行管理体系；第三是要发挥十指的不同功能，即根据医院相关部门和重点部门作用的大小充分发挥各自作用；第四是演奏时一定要注重十指的协调，也就是医院各科室和部门团队之间的协调；第五是把握好弹奏的节奏，即把握工作中急事、难事、琐事、小事的处理原则和方法，使工作倍有成效；最后是要把握好下键的轻重和柔性，即重点工作和非重点工作要区别对待，有所侧重，不能胡子眉毛一把抓。

（韦铁民）

## 第四节　院长的重要管理工具

【背景】医院管理内容非常多。作为院长，如果光有工作思路，却没有工作的切入点和主要抓手，医院管理难有成效。

【问题】①有的院长只有工作思路却无工作抓手，找不到工作的切入点；②有的院长不会营造工作环境，职工不愿跟着干；③有的院长制定了制度，却没有在落实上下功夫；④有的院长倡导的方针、制度和方法得不到职工的认同。

**【做法】**

### 一、打造医院核心团队

医院核心团队即领导层，领导层是否有好的思维、执行力及和谐奋进的氛围对医院发展至关重要。核心团队建设是医院工作的重中之重，是单位一把手最重要的工作，也是医院院长最重要的管理工具。可以说，核心团队的表现就是医院整体的表现，团队成员的能力就是医院发展能力的风向标。加强医院核心团队建设，一是要确保班子成员间相互尊重，相互支持，经常交换意见，班子内部思想统一，行动一致，敢抓敢管；二是要不断加强医院领导层行政能力的培养，使其思想意识与政府要求及医院发展相一致；三是在班子中倡导负责任、有干劲、能带头的务实作风，使大家都带着积极、乐观、向上的心态履职尽责，进而焕发医院干部队伍在工作中的"精气神"；四是着力营造领导层中团结干事、照章办事的良好氛围，树立大局意识，维护好班子尊严，提升管理水平和工作效率。

### 二、注重医院人文建设

医院人文建设对提升医院核心竞争力、整体素质和整体形象具有重要价值，良好的医院人文素养能很好地培养干部职工的服从意识和大局观念，可有效激发全院干部职工学习钻研、爱岗敬业、和谐团结的精神和工作热情。医院人文建设要与医院发展相适应，符合传统美德，富有时代精神。加强医院人文建设，一是要充分发挥领导干部的榜样作用，努力营造医院和谐团结、敬业奉献、崇德重礼、干净干事的文化氛围；二是在职工中倡导"阳光心态、正确价值观、服从意识、敬业精神、责任意识、正向思维、团结合作、和谐融洽、终身学习、助人为乐"的人文素养，要利用各种方法和手段提升全院干部职工的人文素养，激活大家的工作状态，汇聚医院发展的强大正能量，使医院的建设、发展始终处于一种奋发向上、积极进取、和谐融洽、生机勃勃的氛围中。

### 三、建立健全制度体系

制度是一个组织和团体要求成员共同遵守的办事规程或行动准则，

是保障医院良好运行的重要因素。没有规矩，不成方圆。对医院而言，制度仍是目前规范人的行为，防止医疗缺陷，提升工作效率的一种行之有效的工作方式和方法。建立医院制度体系，规范工作秩序和工作行为，是实现制度管权，制度管人，制度管事的关键。建立医院的制度体系，一是根据医院实际和管理框架，建立和完善干部建设、行政管理、制度管理、医疗管理、教学科研、信息建设、人才学科、绩效管理、环境管理和文化建设等制度体系；二是认真关注各体系制度的运行情况，从制度的制定、执行、落实、评价、改进和维护等 6 个方面进一步加强医院发展十大体系的制度建设，确保医院制度与社会发展、医改变化和医院发展相适应；三是营造良好的制度执行环境，在照章执行上下功夫、花力气，努力做到领导干部率先垂范，全体职工认真执行，确保各项制度得到很好地落实，提高医院运行的顺从性和效益。

### 四、逐步建立认同的绩效分配体系

绩效分配仍是目前国内管理医院，管理医生最重要和最行之有效的管理工具。好的绩效分配体系可以为医院快速发展和改善职工待遇积累资金，可以辅助医院的制度建设，调整职工的工作态度和行为。加强医院绩效分配体系建设，一是要加强对中层干部财务知识培训，在全院积极倡导"合理创利、合理分利""合理创利不等于向患者多收钱""控制支出就等于创利""人人都是医院财务专家""逐步改革、逐步增资"等绩效理念，提升全院干部职工的绩效理念；二是要逐步完善绩效考核分配体系，探索符合自己特色、特点的合理分利制度，进而建立以奖金分配为导向，临床重要考核指标与薪酬相结合，注重效益与质量，强调按劳取酬的绩效分配体系，充分发挥绩效分配在管人管事、调动职工积极性，提升科室管理水平和医院管理效能等方面的作用，实现"总量控制、结构合理、良心创利"的财务管理目标，在缓解患者住院难、住院贵等问题的同时，让职工有尊严地工作，有体面的收入。

### 五、公正、透明的用人机制

人才是医院发展的内在动力和生命力。建立公正、透明的选人用人机制，努力为人才培养、成长、提拔、使用营造公平竞争的环境对医院发展至关重要。建立医院公正、透明的用人机制，一是要改革和完善医院现行的选人用人制度，消除现行用人制度和体制上的漏洞，坚决摒弃论资排辈、任人唯亲等陈旧用人观念，增强选人用人的透明度，努力营造人才公平竞争的环境；二是要注重本土化人才培育，科学选才、用才和育才，大力选送人品好、有责任意识、有学术潜能，崇尚实干、崇尚创新的优秀年轻医师和中层骨干送至国内外著名医学院校和医疗机构培训学习，为人才营造"事业有平台、发展有空间、成长有环境"的人才生态环境；三是要坚持民主集中制，树立任人唯贤、唯才是举的新用人观念，为人品好、事业心强、责任心强、有培养前途的人创造一个人尽其才的宽松环境，以最大限度地发挥每个人的主观能动性；四是要加强选人用人的制度建设，实现违规违纪一票否决，从机制和源头上确保选人用人过程的公正、透明，既给予年轻人希望，又让老同志信服。

【小结】 工欲善其事，必先利其器。身处这个多变的时代，医院院长要想使自己领导的医院能持续发展和壮大，内部必须营造和谐团结、积极奋进的工作氛围，使其方针、制度、行为得到干部职工的认同，使大家乐意跟着干；外部则要努力赢得社会公众良好的口碑，成为区域榜样性、示范性医院。而要做到这些，医院院长一定要感悟好、提炼好和利用好自己心中的管理工具。

（韦铁民）

## 第五节 医院院长的管理风格

【背景】 院长作为医院最高管理者，对医院发展影响重大。院长的管理风格是在多年工作实践中形成的，受其学历、专业和履历的影响，是每位院长个性的体现。院长的管理风格不同，医院发展方向也会随之变化。院长管理风格与医院发展方向相适应，能促进医院发展；院长的管理风格与医院发展方向相悖，会阻碍医院发展甚至让医院发展走错方向。如何判断和完善自己的管理风格，让管理风格与医院发展方向相适应是每位院长必须思考和学习的课程。

【问题】 ①对自己的管理风格认识不全面；②自己的管理风格与医院

具体情况不适应；③院长不注重品格和魅力的修炼。

**【类型与优劣】** 归纳总结不同院长的管理风格，大致可分为大权独揽型、管理粗放型、民主协商型、管理细致型、重视学术型、综合型等六类。

**1. 大权独揽型**

（1）特征：具有较强的魄力和坚定的意志，能在管理过程中起到关键决断或推动作用，但为人强势，喜欢凭个人意见决定医院发展方向，在决策中表现出绝对权威，在风格上呈现专制与独断的特点。

（2）优点：决策效率较高。

（3）不足：在决策过程中不允许别人发表意见或完全不采纳别人的意见，导致医院内部缺乏共识，执行成本高，影响工作开展。由于权力过于集中在院长手中，医院其他成员参与管理机会偏少，只能服从院长，干部职工满足感低。此外，大权独揽型院长往往只关注工作的目标、任务和效率，对医院职工和团队成员关心不够，缺乏敏感性，导致院长和职工间心理距离较大，易使成员群体产生挫折感和机械化的行为倾向。

**2. 管理粗放型**

（1）特征：管理粗放，指挥性行为偏少，支持性行为也偏少，决策过程多由职工自主完成，很少插手医院发展，多采取放任自流的管理方式。

（2）优点：团队成员可发挥主动性和积极性，创造性较高，医院较有活力。

（3）不足：院长对工作和团队成员的需求不重视，易导致工作效率低，人际关系淡薄。另外，管理粗放型院长领导下的医院，成员间容易发生相互推诿现象，内部管理较乱，达不到精细化管理的要求，医院发展速度慢。

**3. 民主协商型**

（1）特征：通过其他成员的参与来达成共识是其显著特征。民主协商型院长确信通过医院成员的智慧有能力为自己和医院找到合适的发展方向，并经常召集会议听取意见，让大家参与决策。

（2）优点：院长注重对团队成员工作的鼓励和协助，关心并满足团队成员需要，积极营造民主、平等的氛围，与团队成员间的心理距离较近。在此类风格院长的领导下，医院成员有较强的工作动机，责任心较强，工作效率较高。

（3）不足：团队成员有时会难以达成一致意见，导致决策困难。

**4. 管理细致型**

（1）特征：院长在工作中追求完美，谨慎、严肃，具有精益求精的工匠精神，善于从细节抓起，能关注细节、善待细节，对各个环节要求都很高。

（2）优点：院长是很好的归纳者和思考者，善于思考和观察，会根据医院的定位和属性来制定医院的短期和长期发展规划，懂得如何实施精细化管理，如何抓重点、抓要点、抓细节，医院发展方向和阶段非常清晰。

（3）不足：由于对细节过分专注可能导致医院发展速度过缓或大政方向把握不住。

**5. 重视学术型**

（1）特征：重业务，轻管理，协调能力不足，医院发展战略定位不清，也可能抓不住重点，不能很好地把握医院的发展战略。

（2）优点：院长会积极营造科研学术环境，搭建平台，培养学术型人才，通过医院科研学术能力的提升来提高医院水平和发展平台，让医院在未来更具有活力和实力。

（3）不足：院长仅仅重视学术科研建设而忽视了医院其他方面的发展，导致医院医疗、教学、科研、管理发展不平衡，行政管理粗放，医院整体效率低下。

**6. 综合型**

（1）特征：懂业务，懂管理，协调能力强，能抓重点也能重细节，外围方方面面的协调能力较强，管理较完善，医院发展全面。

（2）优点：不会追求个人英雄主义，医院管理讲究中正平衡，能顾全大局，最大程度地集合医院资源，发挥职工的积极性，拉近与大家的心理距离，可很好地凝聚人心，推进医院发展。

（3）不足：该类型院长无明显缺点，各方面能力较全面，能迅速适应各类医院的管理与发展。

【小结】作为医院院长，除了要有令人信服的个人魅力和独到的思维外，还必须学会适时改变。院长只有找到与医院发展最契合的管理风格，才能更好地适应医院的发展方向，走出一条适合医院自身发展的特色之路。

（韦铁民）

## 第六节 "党员人才计划"助推医院发展

**【背景】** 建立一支高素质的党员骨干队伍，充分发挥医院党员的先锋模范和骨干作用，是新形势下医院党建工作的重要任务，也是推动医院事业持续健康发展的重要保障。医院"党员人才计划"旨在把医院党建工作与人才管理紧密结合，通过对党员、党外知识分子的"双向培养"，不断提高党员队伍的整体素质，努力打造一支立足岗位做奉献、齐心协力谋发展的党员人才队伍。

**【问题】** ①医疗人才忙于业务工作，入党意愿不强烈；②部分党员注重专业技能提升，轻视思想政治学习教育；③优秀的专技人才和管理人才入党比例较小；④医院党建与人才管理脱节。

**【做法】** 医院重视党建和人才工作的结合，通过近年来的探索，建立了"党员人才计划"，在助推医院发展方面取得了很好的实效。具体内容如下。

### 一、深入调查摸底，确定培养对象

医院党委办公室、团委、人事、医务、科教等职能部门和各党支部相互协调，组织人员对有潜质的培养对象进行调查摸底。一是摸清干部职工中优秀分子和中、高级专业技术人才的基本情况，从中遴选出思想觉悟高、群众基础好、业务能力强的优秀人才，将其作为党员发展对象；二是摸清现有党员从事岗位的情况和技术特长，从中筛选出政治素质好、发展潜力大的年轻党员，作为优秀人才重点培养。

### 二、坚持分类指导，制定培养计划

医院党委按照因人施教、分类培养的原则，根据医疗事业发展需要，确定培养内容、培养方法和培养方向。

**1. 把优秀人才列入党员发展计划**

（1）加强对"高学历、高职称"人员党性意识的教育，有针对性地开展谈心、交心，经常性地邀请他们参加党内各项学习活动，引导他们增强对党的路线、方针、政策的认同感，在思想上、行动上积极主动地向党组织靠拢。

（2）邀请专业技术、医疗管理骨干人才，在一定范围内参加党组织开展的主题征文、道德讲堂以及党风、行风廉政教育。党组织在召开民主生活会时，向大家征求意见，通过思想教育和引导，有计划、有针对性地吸收各层次、各类优秀人才和年轻骨干人才加入党组织。

（3）建立人才入党评价机制，对培养对象从思想、学识、能力、业绩等方面进行认定，并由党委办公室工作人员进行综合评估后提交党委审定，拟定入党发展对象。

（4）坚持"控制总量、优化结构、提高质量、发挥作用"的原则，将思想政治素质提高较快、群众公认度较高的优秀人才和医疗骨干及时列为入党积极分子，并按有关规定进一步落实培养措施，主动吸收入党。

**2. 把党员培养成优秀骨干人才**

（1）医院应将党员人才培养与医院紧缺专业人才培训有机结合起来，根据培养对象所从事不同专业的情况和技术特长，采取请进来、送出去、内训等多种形式进行教育培养，着力提高青年党员的业务能力和管理能力，使大家尽快成长成才，成为岗位操作能手、专业技术骨干、医疗管理专家等优秀人才。

（2）建立培养对象联系人制度，切实做到组织上帮助、项目上扶持、工作上支持，把具备条件的党员培养成优秀骨干人才。培养对象联系人一般为某一领域已取得较好成绩的业务骨干，他们负责对接联系人在工作中遇到的实际困难和问题，并通过"传、帮、带"为培养对象搭建科技创新平台，提升青年党员的科研创新能力、专业技术水平和行政管理能力。

（3）让年轻党员发挥骨干作用。根据年轻党员思维活跃、创新能力强的特点，借助"群众路线教育实践活动""三严三实专题教育""归零翻篇开新局主题大讨论""两学一做"等活动载体，让他们积极参与到医院建设、发展当中。

【小结】医院"党员人才计划"是医院党建工作服务中心、服务发展的一项重要举措。医院是业务单位，其党员人才的选拔和培养要有严格的标准，明确的方向，规范的流程，同时体现公平、公正的原则，这样才能选拔和培养真正优秀的人才并使其成为医院发展的骨干和栋梁。

（邵初晓）

## 第七节　院领导重点工作依"计"行事

【背景】医院运行体系复杂，每天都会产生形形色色的问题，有些问题可以临时处理，有些问题则需要提前做好计划，依"计"行事。目前，很多分管院领导都是医疗行政双肩挑，在忙碌的医疗工作中往往忽视行政工作。做好年度工作计划，既有助于分管院领导明确各自的既定工作目标，提前做好工作安排，又可为自己分管的干部职工下达工作计划和目标，提升工作效率。

【问题】①分管院领导往往是医院医疗业务骨干，医疗任务繁重，挤压了行政管理的时间；②分管院领导往往医疗工作主动而行政管理被动，导致行政管理不力，工作无计划，抓不住重点。

【做法】

1. 院领导结合院部工作重点和个人分管工作特点，制订个人半年工作重点，包括院部工作和个人分管工作中的重点内容。

2. 院办公室汇总后在班子会上进行公开讨论，其目的一是通过大家的智慧来审视医院发展所要做的重要工作；二是每个部门的工作难免会涉及到其他部门，通过讨论可以加强领导间的相互协作。

3. 讨论定稿后，院办公室再次汇总并以《院办通报》的形式发院领导和各职能科室，对照并按计划执行。

4. 在执行半年工作重点过程中，院长和院办公室经常跟踪检查各领导半年工作重点的执行情况和进度，发现问题时及时解决并监督执行。半年结束后，院办公室对院领导半年重点工作的按时完成率进行统计，在班子会议上通报。

【小结】在制订工作计划时，特别要注意以下四点：一是要通盘考虑，尤其是考虑计划的可执行性；二是工作重点不能胡子眉毛一把抓，要突出重点，以阶段性、重点工作为主，具体科室工作和常规工作不纳入其中；三是院领导制订的工作重点应该是可以调整的，当工作重点的执行偏离或违背最初目的时，需要对其做出调整，不能为了计划而计划；四是制订院领导工作重点时，各项工作完成时间的节点要清晰，工作有针对性，指向性要明确。

（谢剑锋）

## 第八节　院领导分管例会——接地气的管理

**【背景】** 科室管理是医院管理的中心环节。院、科两级间信息交流不足，沟通渠道不畅，会导致科室对自身职能模糊不清、定位不准，在执行过程中与医院想法出现一定的偏差。在医院管理中，院领导大多医疗业务与行政管理双肩挑，花大精力在专业工作上，行政管理上有的则敷衍了事。为促使院领导合理安排行政和临床时间，同时加强院、科间的有效沟通，增加院、科间的交流机会和由下往上反映问题的渠道，及时帮助科室解决问题，加强分工责任制，推出医院领导定期召开分管例会这一举措。

**【问题】** ①分管领导忙于临床医疗业务，与所辖分管的部门和科室沟通较少；②部分职能科室和临床负责人缺少主动汇报意识，导致问题堆积，影响工作的有效开展。

**【做法】** 分管例会由分管院领导主持，参会人员为各院领导分管科室的所有中层，频度为每季一次，一般安排在单月第一周召开。分管例会每次都有记录，对于存在问题、整改措施或意见建议，必须在会后的五个工作日内通过 OA 办公系统上传院办公室，院办公室负责递交院长审阅或递交院班子会议讨论研究，同时负责上述问题的后续整改、落实和评估工作，主要做法如下。

1. 根据医院工作重点确定会议主要议题，重点传达医院有关文件和阶段性工作重点。

2. 各科（处）室进行工作阶段性回顾，做重点工作和管理指标汇报，并反映工作过程中出现的问题，汇报简明扼要，注重效率。

3. 分管院长听取、检查和布置各分管科（处）室的阶段性工作，针对部门管理指标的完成情况，研究解决各部门存在的问题，并决定有关事项。

4. 对存在的问题提出整改措施，对于需要提交院部解决的问题，科室对相关信息进行采集和综合分析，为院领导集体决策提供信息依据。

【小结】 院领导分管例会的举措既有效确保了院领导的行政管理时间，又进一步畅通了反映问题和解决问题的渠道，避免了院、科两级可能存在的管理脱节及科室间管理不平衡的问题，同时很好地提升了科主任管理科室的主动性和自律性，并及时帮助科室解决了工作中碰到的具体困难。院领导分管例会还可以通过科主任之间的相互汇报、讨论，提升工作亲密度和配合度，建立相互信任的工作氛围，从而充分调动了医院中层的主动性和创造性。

医院领导日常工作繁忙，"及时性"是院领导分管例会的关键和难点所在。院办公室作为沟通、协调部门，必须担负起催促院领导及时召开分管例会和收集反馈信息的任务。而分管院领导则要将该项工作视为提升个人领导力和影响力的重要途径，充分重视分管例会。对于科主任在例会中提出的问题，院领导要根据实际予以思考，或直接决定，或协调解决，或提交班子讨论，不能推诿，并及时予以答复。

（谢剑锋）

## 第九节　行政查房助力管理精细化

【背景】 医院行政查房是职能科室更好地为临床科室排忧解难的举措，可增进各行政部门间的交流，促使其相互学习，提高各部门做好各自工作的自觉性。当前国内综合性医院基本上都有开展行政查房这项工作，并将其视为医院日常管理中的一项制度，但在实际操作过程中许多医院的行政查房基本上流于形式。

【问题】 ①医院重视不够，难以按计划开展行政查房；②行政查房工作在实际操作中多以发现问题为主，解决问题和追踪整改环节经常脱节，问题整改常常落实不到位；③行政查房没有根据医院运行条例进行分组查房，缺乏面对面的有效沟通；④查房内容不明确，查房重点不突出；⑤院领导对科室提出的问题未及时、有效地解决或答复，造成科室对查房失去信心。

**【做法】** 医院从 2014 年开始对行政查房实施专案改善工作，采取流程改善、原因分析、追踪作业等方法进行质量持续改进，很好地发挥了行政查房对医院精细化管理的促进作用。

1. 医院成立以院长为组长，其他院领导为副组长，相关职能科室负责人为成员的行政查房领导小组和分片检查小组。

（1）领导小组负责指导行政查房工作的开展，负责指导遗留问题的解决；

（2）分片检查小组责任领导负责本片区行政查房的指导工作，每季参加 1 次行政查房；

（3）组长负责组织每月的行政查房，并按要求把各项工作抓紧、抓细、抓实、抓好。秘书参加行政查房，在组长指导和组员的帮助下，负责整理反馈查房问题的相关资料，并按要求及时报送到院办公室。

2. 根据医院各质量管理委员会已实施的质控检查及其他行政管理要求，明确行政查房 7 项主要内容。

（1）院容院貌、控烟工作、院区交通秩序。

（2）职工仪表仪容、服务流程和质量。

（3）节能环保工作、值班环境以及病媒生物防范。

（4）劳动纪律。

（5）安全生产：消防安全生产责任制落实情况，以及水、电、气、饮食的安全管理；放射类物品、危险化学品、特种设备、车辆的安全管理；在建重点项目的安全管理；环境设施、设备运行方面的安全管理。

（6）科室各类反映问题整改及后勤隐患排查整改情况。

（7）收集各科室需要院部协调解决的问题。

3. 明确行政查房要求，设计行政查房流程图及相关问题整改跟踪、问题追踪等表单，力保行政查房规范化、制度化。

（1）院办公室为行政查房组织部门，各小组对检查中发现的安全隐患和各类问题，除在现场指导整改外，检查结束两个工作日内，必须将发现的隐患和问题汇总并通过 OA 系统上传给院办公室。

（2）院办公室通过《行政查房隐患整改跟踪表》将隐患和问题反馈给科室负责人，科室负责人一周内按要求将《行政查房隐患整改跟踪表》返回给院办公室，次月行政查房时各小组进行督查评估。

（3）行政查房领导小组对遗留问题提出处置意见，院办公室再落实，各小组再次进行督查评估。

（4）形成一月检查、发现问题，科室整改；二月督查，遗留问题再反馈；三月总结，遗留问题再解决的三月一循环的行政查房模式。

（5）对于建议性或需院部解决的问题，由院办公室负责请示院领导并办理。

4. 院办公室每月编印《行政查房问题汇总与持续改进》简报，内容包括《行政查房隐患整改跟踪表》《行政查房督查表》《遗留问题处置意见表》《遗留问题处置督查表》《单列请示问题处置表》。

5. 院长对行政查房工作高度重视，不定期将查房中发现的问题以 PPT 的形式在中层干部例会上进行通报。院办公室每年对行政查房工作进行总结，对查出问题进行系统地分析，并采用 PPT 的形式在行政查房工作会议上通报。院办公室每年对行政查房工作方案进行修订，对人员和检查片区作出调整。

6. 将科室整改情况与年终绩效考核挂钩。

7. 为了避免因视觉疲劳影响问题的发现，定期进行小组组员调整和查房片区调整，并根据医院发展、制度更新、信息化改善等情况，对行政查房的内容和流程进行持续改进。

【小结】行政查房是许多医院加强医院管理的举措，是走过场，还是认真执行，其结果大不一样。这需要我们认真确定行政查房的频度，明确行政查房的内容和重点，加强问题的追踪整改，以及是否持之以恒。

（陈美芬）

## 第十节　新年院科约谈

【背景】年初是每家医院归零翻篇开新局的时间节点，院领导如果能帮助科室理清工作思路，指出存在问题，寻找解决办法，提供必要支持，就能更好地发挥科主任的主观能动性，调动其工作积极性，为医院和科室发展开好头。

【问题】①科室工作年复一年无创新，新年没有新目标、新要求；②科室发展缺乏生机和活力、停滞不前。

【做法】年初院科约谈是院领导以科室为单位与科室中层干部进行面对面地恳谈，为各科室工作把脉、诊病、开药方，时间定于每年春节后，每组约谈均由院长主持，党委书记、分管院长、科室中层参加，院办公室负责具体组织。

## 一、会前资料准备

（1）院办公室制订各科室《院科约谈时间计划表》，并提早两天通知相关院领导和相关科室中层参会。

（2）各科室将上年度主要工作成绩和亮点、存在不足、下一年打算及需要院部协调解决的困难以书面形式递交院办公室，院办公室审核后汇编成册——《院科约谈汇报内容资料汇编》。

（3）整理汇编《科室年度运行情况》，对科室运行情况作出综合评估，内容包括科室当年管理指标、质量指标、经济指标和科研指标的完成情况，以及与上一年指标完成情况的对比。该资料在院科约谈前要送呈院领导审阅，约谈时发给相应科室参会的中层干部。

（4）编印《年度工作目标管理责任书汇编》，内容包括《科室目标考核管理责任书》《综合治理创建"平安医院"目标管理责任书》《医疗安全管理责任书》《安全生产管理责任书》《消防安全管理责任书》《控烟工作责任书》《行风建设责任书》《科室防范小金库承诺书》。

（5）会前要将《院科约谈汇报内容资料汇编》和《科室年度运行情况》发给相关院领导参阅，会上要将《科室年度运行情况》和《年度工作目标管理责任书汇编》发给相应科室参会中层干部参阅，帮助科室明确新一年的努力方向。

## 二、约谈具体形式

（1）科室负责人进行述职汇报，包括科室整体运行情况，科室发展遇到的问题，科室长远发展过程中的短板，以及针对问题所要实施的措施。

（2）院领导听取汇报后，根据科室上一年的综合绩效情况与科主任工作思路，帮助科室分析问题，查找原因，并从执行院部规定、加强团队建设、加快床位周转率、控制药品比例、提高专业水平、增强科研能力、设备使用、耗品管理、医疗质量和安全等方面对科室提出指导性意见。对于各科室在院科约谈中提出的问题或建议，能立即解决或协调的院部当场予以答复，一时无法解决的必须作出解释，并由院办公室详细记录，经调查研究后再予以解决或答复。

（3）按《年度工作目标管理责任书汇编》内容，院科双方共同签订8种责任书。

### 三、会后监督落实

（1）院办公室做好约谈记录，整理汇编《院科约谈各科室提出需要院部支持的工作——院领导责任分工》发给各位院领导，明确每项工作的责任领导和完成时间。

（2）院办公室负责对院领导的指导性意见进行协调、落实和督办，同时对科主任在恳谈会上提出的问题进行调研，并与相关科室探讨，由科室提出相关方案，提交分管院长，分管院长批示后再落实到相关科室。

（3）院办公室对问题的落实情况进行经常性的检查监督，及时向院领导汇报事情进展，真正实现通过院科约谈来提高科室管理效果，促进医院发展的目的。

【小结】 新年院科约谈方式的实施，为中层干部打造了一个与院领导互相交流、学习管理经验和管理心得的平台，充分调动了各科室中层干部的工作积极性。院科约谈督促并鞭策中层干部思考制约科室发展的问题和瓶颈，理清科室问题清单，思考科室发展的新点子、新举措，使科室方方面面的工作得到了极大改善。经过多年的实践，医院在加强院科沟通，促进科室管理水平提升和临床、科研发展方面，取得了很好的效果。

院科约谈最大特点就是面对面交流，公开信息，暴露问题，集体商讨，领导决策，部门落实。因此，院领导一定要充分发扬求真务实、雷厉风行的工作作风，认真同科室中层干部沟通交流，不走过场，不搞形式主义。有少部分科主任会上抛出问题，会后由于工作忙又忘记了按院领导指示去执行。因此，院办公室作为上情下达、下情上传的枢纽部门，其主动协调、加强监督也是确保院科约谈有效的重要环节。

（谢剑锋）

## 第十一节　牵住"牛鼻子"——中层干部管理

【背景】院、科两级负责制是医院现行的行政管理体制。科室是开展医疗服务的主体，也是医院管理的关键环节。科室主任作为医院中层干部，是医院的中坚力量，医院领导如何抓住中层干部这个"牛鼻子"，提高中层干部的工作积极性和行政管理能力；如何督促中层干部抓管理，打造一支综合素质好、业务能力强、工作效率高的中层干部队伍，是医院领导必须高度重视的问题。

【问题】①中层干部重医疗，轻行政管理，管理知识欠缺，②中层干部人际关系、协调处理能力差；③中层干部不重视财务管理；④科室医疗、科研、教学工作进步缓慢。

【做法】医院管理要有切入点，要有抓手。中层干部队伍的管理就是医院管理的"牛鼻子"和抓手。

### 一、建立能上能下的干部竞聘上岗制度

（1）医院始终坚持正确的用人导向，严格执行干部选拔任用的各项规定，坚持民主集中制，坚持公开、平等、竞争、择优的原则，每3年开展一次全院性中层干部竞聘上岗工作。

（2）竞聘上岗工作严格按照宣传发动、岗位公布、公开报名、资格审查、竞岗演讲、民主测评、任前公示、决定任命等程序执行。

（3）医院本着"任人唯贤，德才兼备，注重实绩""有为才有位""能者上，平者退，庸者下"的原则开展中层干部竞聘上岗工作。

（4）通过干部竞聘上岗，让干部能上能下，切实营造有利于优秀人才脱颖而出、健康成长的良好用人环境。

## 二、注重干部教育培养，打造复合型人才

**1. 内训抓提升** 医院领导根据多年来在医院的工作实践，深入思考，广泛收集案例，对中层干部开展专题讲座。近年来，院长、书记先后为中层干部做了《医院文化建设的十大要素》《以科学发展观统领医院全面工作》《面对患者我们应该怎么做》《如何做一个被需要的人》《医院营销，我们该做什么》《中层干部不可或缺的几项重要品质》《如何成为一个优秀的科主任》《医院成本控制》《做一个平民的贵族》等讲座近50次。

**2. 外训学先进** 医院采取"请进来、走出去"的学习形式，切实提升中层干部的业务能力和理论素养。近年来，医院邀请了中国工程院郑树森院士等90余位国内外知名专家、学者来院讲学，内容涵盖公立医院改革、医院管理、医院信息化建设、医院人文关怀、服务礼仪规范、精细化管理等方面，帮助中层干部开阔视野，更好地学习先进医院的管理经验。医院每年选派管理干部及医疗骨干赴美国、新加坡等发达国家学习、考察和学术访问，2010年以来已选派中层干部近百人到我国台湾学习先进的医院管理经验。

**3. 学以致用，分享经验** 院部要求外出学习回来后，要总结消化别人的先进管理经验，并在中层干部会上做PPT汇报，以共享参观学习的经验。课件内容必须有对学习培训的启发和思考，并要求在所在科室至少提升或改变三项工作，以达到考察学习的目的。

## 三、建立科学规范的干部业绩考核机制

医院根据工作实际，经过多年的实践与探索，形成日常考核、年度考核"双结合"的干部考核管理机制，围绕医疗工作职能和年度工作目标任务，明确、细化工作职责，将工作任务分解落实到具体岗位和个人。

**1. 岗位目标绩效考核，细化标准，突出针对性**

（1）医院实行岗位目标绩效考核管理，年初科室负责人与院部签订《科室管理目标责任书》，年终进行目标绩效考核。

（2）考核分临床内科、外科、ICU、麻醉、医技科室、行政后勤职能部门、临床护理7大类。每类都根据工作性质不同，设置了考核项目、

指标、年度达标率分值、考核细则和考核部门。

（3）每个科室的考核内容最少 25 条，多达 55 条，内容包括科室管理、科室负责人自身管理、工作成效、医疗质量、工作量、工作效率、费用控制、医疗安全、科研与新技术开展、医院感染管理、药事管理、输血管理、教学管理、住院医师规范化培训管理、公共卫生管理、门诊管理及综合管理（安全生产、行风建设、完成政府指令性工作等）等内容。

（4）目标绩效考核奖以体现业绩优先、岗位责任为原则。

**2. 实行干部民主测评，三个结合体现公正性**

（1）医院每年年终对每位中层干部进行年度测评。

（2）测评成绩通过三个结合形成：①由院领导、中层干部、科室成员分别对每位中层干部"德、能、勤、绩、廉"进行综合测评打分；②结合每个中层干部所在科室的工作业绩测评；③成立中层干部工作业绩评价考核委员会，分片对中层干部进行量化打分评价。

**3. 建立能上能下的干部考核机制**

（1）建立干部考核能上能下制度，将考评、奖惩等情况作为评先评优、选拔任用的重要依据。

（2）对工作责任心不强，办事拖拉推诿、服务态度不好、作风不实、不能完成工作任务、纪律松懈或受党政纪处分的干部以及年度绩效考核排在末位的中层干部，按干部管理权限进行问责、诫勉谈话、交流岗位、降职或免职处理。

**四、建立院科两级"三谈"制度**

**1. 年谈目标定计划**  每年年初院领导集体和科室负责人面对面恳谈，谈目标、找短板、定计划、明举措。

**2. 季谈问题抓整改**  院领导每季召开一次分管例会，与科主任面对面恳谈，谈问题，抓落实，促整改。

**3. 周谈亮点评差距**  医院借助中层干部周会平台，建立了"院科工作 15 分钟交流制"。一是在周会前 15 分钟，有计划地安排 1～2 个科室围绕科室创新管理、学科发展、新技术开展等晒亮点，作交流汇报；二是院长在例会上以 PPT 形式点评科室管理工作，用具体数据剖析科室在平均住院日、药品及抗生素使用等 7 个方面存在的差距，并针对存在问题提出指导性意见。

### 五、适度放权给中层干部

适度放权指给中层干部一定的自主做决定的权力，如科主任、护士长可结合绩效考核与科室人员的工作情况，自主决定科室奖金的二次分配等。

### 六、加强制度建设，管好中层干部

通过制订《管理岗位问责制度》《重大事项报告制度》《行政查房制度》《干部例会制度》《干部外出请假登记制度》《中层干部参加学习会议考勤制度》等规章制度，明确中层干部该做什么，不能做什么，从而规范中层干部的工作和行为。

【小结】 完善的干部管理体系，紧紧抓住"牛鼻子"，使医院干部作风得到了有效转变，增强了凝聚力、执行力，形成了全体干部心往一处想、劲往一处使的良好局面，群策群力推动全院各项工作稳步有序推进。

只有多措并举，照章行事，严格管理，培养和使用好中层干部，牵好"牛鼻子"，才能最大程度地发挥中层干部强大的科室和部门引擎作用。

（韦铁民　苏艾华）

## 第十二节　签订年度工作目标责任书，落实科室管理责任制

【背景】 医院是一个小社会，承担着许多政府赋予的任务和医院自身发展的责任。每年政府及上级主管部门与医院签订责任书，医院则根据上级要求结合自身的情况，与科室签订责任书。如何督促相关科室为实现医院既定工作目标做好计划，认真落实，促进医院整体发展，是医院管理的重点工作之一。

【问题】 ①医院未给科室制定年度科室工作管理目标；②科主任没有按工作目标计划执行或流于形式；③工作目标执行的好坏没有与科室绩效分配挂钩。

【做法】医院在每年年初实施院科约谈之际,与科室签订《年度工作目标责任书》,能让科室管理者明确本年度的重点工作和管理目标,鞭策科室做好各项工作。

1. 《科室年度工作目标责任书》包括《科室目标考核管理责任书》《综合治理创建"平安医院"目标管理责任书》《医疗安全管理责任书》《安全生产管理责任书》《消防安全管理责任书》《控烟工作责任书》《行风建设责任书》《计划生育目标管理责任书》《科室防范小金库承诺书》。《科室目标管理责任书》分为临床类、医技类、行政职能后勤类。临床类根据科室医疗工作的特点与偏向性不同,分为内科、外科、重症医学科、麻醉科等,制订不同的考核指标,做到个性化制订。

2. 根据政府和上级主管部门要求及医院每年的工作目标,责任书每年修订1次,在年初院科约谈时由院长和科室负责人签订。

3. 各职能科室负责对责任书相关内容进行监督和落实,次年年初对各科室目标完成情况进行考核和评价,考核成绩与科室年终绩效考核奖挂钩。

【小结】签订《年度工作目标责任书》是落实科室管理责任制的一种有效管理方法和抓手,但要真正发挥其在科室管理中的引导和督促作用,在《年度工作目标责任书》制订和管理中还要注意以下两点:一是各科室的《院科目标责任书》内容不能类同,要根据科室管理实际进行个性化制订,并且每年要根据科室管理实际情况进行修订;二是《院科目标责任书》管理不能一签了事,要注重年终对科室的考核评价,关键是要与绩效挂钩。

(陈美芬)

# 第十三节 科主任职责的细化

【背景】一家医院的医疗能力是最具影响力的品牌,对于临床科室和医技科室来说,科主任的综合能力体现着科室的整体水平,直接影响科室的发展。许多医院在考虑科主任人选时,往往注重专业技术能力,而忽略日常科室管理、学科发展、团队建设、关系协调等综合能力,导致科室整体发展不均衡。

**【问题】** ①医院科主任基本都是业务骨干出生，业务能力突出，但行政管理能力缺乏；②科室发展目标不明确，发展迟缓；③具体工作中分不清轻重缓急；④科内分工不明确，科主任协调能力差，不能激发大家的工作积极性；⑤科主任在院内和院外交流中缺乏情商，沟通能力差。

**【做法】**

### 一、明确发展目标

科主任要根据医院发展目标和战略，制定任期内科室发展规划并创造条件完成规划。一个好的学科发展规划应明确学科定位、院部支持、人员配置、梯队建设、科研发展，以及如何扩大学科区域影响力和树立学科专业口碑等内容。每年年底必须对上一年学科发展目标进行回顾总结，同时向院部提交科室下一年度的学科发展工作计划。

### 二、提升医疗技术服务水平

医学发展日新月异，科主任作为科室专业技术带头人，对科室技术发展要有清晰认识，要紧跟医学发展步伐，尤其要重视适合本科室发展的技术，多选择适应本地常见病、多发病特点，服务面大，能持续发展的技术，不鼓励盲目求新求异。在提高临床水平和树立科室品牌上，科主任要率先垂范，起到带头作用。

**1. 总体水平** 科主任要有争做龙头学科的意识，能带领全科医师钻研业务，不断创新，积极开展新技术、新疗法，努力使科室临床业务水平达到区域内领先水平。

**2. 专长和特色** 由于院际的竞争，以及省、市医院和县、市医院的结对帮扶，在不同程度上促进了基层医院整体水平的提升，给各学科发展带来了更多压力。学科要在激烈竞争中立于不败之地，就必须有专长、有特色。

（1）科主任要根据科室成员的特点、能力，有计划地培养下属在某一领域、某一方面有超越他人的独到技术专长，做到人无我有，人有我优，人优我精，使大家在各自领域里各有专长，让每位医师最终都真正成为某一方面的专家。

（2）积极推行亚专科发展模式，努力提升各专科在特定领域或某项疾病诊治上的学术水平和影响力，寻求差异化发展，尤其是要优先发展基层医院病种不多或是基层医生不具备的临床技术，将其做大、做强。

### 三、加强科研管理

临床水平是科室稳步发展的基础，科研水平是科室专业实力的标志。科主任要充分重视科室临床研究或基础研究，积极通过承担课题、获取成果、发表论文、编写著作等多种途径不断取得科研进步和成果。

**1. 科研团队** 科研是科室的一张"名片"，是医务工作的重要部分，也是医院实力的重要体现。作为学科带头人，科主任必须重视科研，关注学科的最新进展，提出创新性思想。除带头做科研活动外，科主任要特别注重团队建设，鼓励和支持科室人员积极参与科研工作，充分发挥大家的能动性，提高科研水平。

**2. 科研人才** 根据科室人员特点，发挥个人特长，注重培养临床研究型人才。科研工作要切合实际，立足本学科发展需要，做能做的事情。

**3. 研究方向** 根据科室特点确立科室总体研究方向，制定科研发展的规划和目标。

**4. 合理分工** 合理分工，协调好各方关系和利益分配，既做好临床工作，又做好研究工作。

### 四、加强教学管理

做好科室教学工作，不仅是科主任的职责和义务，也是全科人员提升自身理论水平和通过理论与临床实践相结合来提升临床水平的重要抓手。抓好科室教学工作要着重做好以下几点。

**1. 教学管理** 重视教学管理，把教学工作放到与临床、科研同等重要的地位，亲自抓教学，充分利用医院品牌、管理、人才、技术、设备等优势，推动学科整体发展。

**2. 医学生教育** 积极参与教学，探索新的教育方法，用心带教，认真培养学生，让学生多参与临床，多动手操作。

**3. 研究生教育** 研究生教学是提升个人影响力的重要途径。科主任要不断提升自我水平，以硕导、博导为努力目标，积极向相关院校申请硕导、博导资格。

**4. 规培、进修人员教育** 服从医院安排，支持规培工作，做好规培进修人员带教和管理，使其能尽快掌握必备的临床工作技能，扩大科室和医院的影响力。

**5. 继续教育** 积极申请、举办继续教育项目，通过项目举办，培训其他医务人员，提高在同行中的知名度。

### 五、加强团队建设

优秀科主任必须具备造就一流团队的能力。团队精神的核心是协同合作、优势互补，其中合理分工尤显重要。科室团队建设要注意以下几点。

**1. 学科带头人** 科主任管理水平直接影响学科的发展，决定着学科的可持续发展和竞争力。要建设一流学科团队，科主任必须真正成为学科带头人。只有医术超人、品质优秀的科主任，才能起到模范带头作用，从而带领整个团队不断提高学科临床、教学、科研整体水平。

**2. 人才梯队** 培养科室人才梯队，科主任责无旁贷，成功的科室一定是团队传承很好的科室，如果科室人才出现断档，说明科主任工作没有做到位。科主任要制定明确的人才培养规划，不但要"能干活"，更要"善育人"；不但要处理好"使用"和"培养"的关系，更要有容人长短之心胸，哺育良材之愿望；要懂得关爱，能给予青年医师成长历程必需的精神寄托和慰藉。

**3. 特色人才** 科室需要各种各样的人才来支撑团队发展。科主任要善于发现人才，积极为大家创造好的学习条件和继续教育机会，并根据学科发展需要制订各级医师的国内外进修学习和培养计划，为其创造能在各自领域充分发挥作用的平台。

**4. 团队精神** 塑造一流团队关键在于凝聚科室人员的团队精神，一是培养做事主动的品格；二是培养敬业的品质；三是培养宽容与合作的精神；四是培养全局观念。

**5. 和谐氛围** 积极营造科室和谐的环境，以身作则，严以律己，胸怀宽广，谦让容人，处事公平公正，鼓励上进，鞭策落后，团结和带领全科人员打造高绩效团队，圆满完成各项任务。重要的是要学会合理分工，合理分利，给下属发展空间。

### 六、提升管理水平

科室是医院的基础工作单元，科室管理好，人、财、物使用得当，搭配合理，就能以尽可能少的开支为医院创造最大限度的经济利益，同时促进医院整体管理提升。科室管理应注意以下几点。

**1. 全局观**　树立科室发展的全局观，处理好科室管理和个人业务工作间的平衡关系。要转变看问题的高度和视角，熟知本科室的优、缺点，能利用现有的资源扬长避短。要提高执行力和持续改进问题的能力，将医院制度具体化到科室，充分发挥"脊梁"和"桥梁"的作用。

**2. 环境管理**　积极推行5S管理，监督做好办公室、值班室、病房的整洁工作，为患者提供安全、温馨、舒适的就医环境。

**3. 人文管理**　进一步加强科室人员人文关怀等方面的知识学习和人文执业技能培训，加强医德医风建设，加强医患沟通能力的培训，不断优化服务流程，提升服务品质。

**4. 指标管理**　积极响应公立医院改革要求，认真完成《目标管理责任书》中的各项指标，不折不扣地执行医院指令性任务。

**5. 财务管理**　在现有收费框架下，提高科室合理收入、加快周转、缩短平均住院日、争取合理利润、节约成本。

**6. 医疗安全管理**　将医疗安全制度和医疗核心制度的落实作为医疗安全管理的重中之重，加大病历书写、三级查房、值班制度等核心制度的执行力度，认真落实重点患者行政谈话制度及安全教育等措施，确保医疗安全。

**7. 做好科室间协调工作**　科主任既要端正立场，站在全院角度进行思考和协调科室工作，使工作更有成效；还要加强不同科室人员间的沟通，积极营造科室间相互体谅、包容、理解、宽松、和谐的特有工作人际关系。

### 七、协调外部关系

科主任要利用各种平台加强与国际、国内专家的交流，争取帮扶合作；积极与省内外专家交流，要取人之长补己之短，建立紧密关系；

多与市内同行沟通，得到他们的赞同和支持。要通过学科对接、特聘专家、协作医院、老师和朋友等各种途径充分利用外部资源，特别是近年来与相关医学院校以及其他协作医院的学科对接，要制订合作目标并做好计划，从多方面争取更多的支持，以快速提升自己学科的临床、教学、科研水平。只有充分利用好各种有利资源，科室发展才能更快。

【小结】医院通过对科主任职责的细化，目标和行为的引导，责任的强化，使科主任明确了自己的工作内容和考核指标，工作积极性和主动性得到充分发挥。各科室的整体工作得到了快速发展，整个医院呈现出欣欣向荣的局面。

科主任是医院的脊梁，是业务上的带头人，在管理上起着承上启下、纵横协调的作用，其工作思路、能力、责任心和态度直接影响学科发展。当前，许多科主任观念陈旧，管理没有与时俱进，有的并不清楚医疗之外还应做什么，科室各方面竞争力不强。医院基于实际情况，制定和强调了新时期科主任在学科管理中应尽的职责和义务，以及工作的方向和重点，帮助科主任更好地理清管理思路，提升管理能力。

（韦铁民）

## 第十四节　科主任行政管理能力的培养

【背景】科室是医院组成的基本单位，是发挥医院整体功能的基本单元。科室管理则是医院管理的主要把控点，其好坏直接影响医院的发展。科主任是科室的发展主导者，也是医院大政方针的重要执行者和贯彻者，其素质优劣、能力高低、水平强弱直接影响科室和医院整体发展。因此，全面提升科主任的综合素质和管理水平是现代医院管理中的核心内容。

【问题】①科主任多为专家型专业技术人员，常常缺乏整体管理的意识和方法；②科室发展无规划；③科室管理不重细节，缺乏执行力和监督力；④科主任不善于发挥职工智慧，人才培养意识差，人才培养无方向；⑤科主任沟通协调能力欠缺，不能很好地处理内、外部矛盾和医疗纠纷；⑥科主任表率不足，不注重个人品格的修炼。

**【做法】**

### 一、提升经营管理能力

管理是什么？日本一位著名的企业家曾感慨，日本的经济贸易竞争不过美国，主要原因并非日本企业的科技水平落后于美国，而是其企业的管理水平不如美国。由此可知管理在市场竞争中的重要性。随着现代医院的发展，其对科主任的能力和水平也提出了新的要求。科主任不应该仅仅是学科的带头人，还应该是科室行政的管理者和财务的经营者，必须具备与现代医院经营模式相一致的经营和管理意识。一位优秀的科主任，不仅可以带活一个科室，还可以在全院起到激励和示范作用。因此，科主任应合理安排自己的业务时间和管理时间，学习管理知识，强化经营意识，在实践中逐步积累管理经验，通过管理促发展。

### 二、提升科室规划能力

科主任作为学科的带头人，应具备规划学科发展的能力。一个优秀科室的建立绝非一朝一夕之功，有时甚至需要几任科主任的努力。作为科主任不能固守一隅，而是要集思广益，努力发掘集体智慧，找准科室新的发展方向，拟订出科室合理的长远发展规划，不断增强科室的核心竞争力。

### 三、提升个人表率性

临床工作繁杂琐碎，需要医务人员投入大量精力和时间，如果没有奉献精神，医疗服务一定难以优质高效。因此科主任对科室成员的言传身教、严格管理至关重要。科主任一方面要加强对科室人员的职业道德教育和制度管理，不断提升大家的责任心和事业心，同时要以身作则、率先垂范，认真执行院部决定，认真对待每位患者，确保医疗质量和医疗安全。"榜样的力量是无穷的"，科主任对工作认真与否，一言一行时刻都会影响科室每位职工；另一方面，要充分发挥科室成员的工作热情和谋事、干事的积极性，创造职工和科室的最大价值，必须要营造一个合理分利、公平公正的科室工作和竞争环境。一位优秀的科主任一定是一位守纪律、讲规矩、重效率、勇担当、做表率的科主任。

## 四、提升执行力和监督力

科主任既是医院决策的执行者，又是具体方案的实施者，其执行力和监督力强弱直接影响科室的运行效率。行政职能科室负责人的工作作风，更是直接与执行力和监督力强弱紧密相连。如果科主任责任心不强、遇事推诿、办事拖拉、爱做老好人，势必会影响科室工作的开展。作为临床一线的科主任，不仅要能准确领会、服从和及时传递医院的决策、部署和指令精神，还必须要结合科室实际，提出贯彻意见并组织实施。科主任对科室成员负面的东西或缺点，不能听之任之，而应根据医院制度和情节轻重及个人认识程度予以纠错。只有这样，管理才能理顺，才能贯彻落实医院的决策目标，激发职工的主动性和创造性，形成科室的凝聚力。

## 五、树立人才培养意识

科室发展需要人才，如何发现人才、培养人才、不拘一格使用人才是如何当好科主任的一项重要任务。作为科主任，必须要有培养人才的责任意识，要有爱才之心、举才之略、用才之能、容才之量、护才之胆，努力为人才成长营造良好的人才生态环境。科室的发展，靠一个人或少数人的力量是远远不够的，团队成员的成长与共同进步才是关键。一个善于培养人的科主任会认真筹划科室人才的培养，会对有发展前途的优秀人才有计划地培养和委以重任，并在使用中锻炼、提高其专业技术水平。同时根据科室实际和发展需求，建立合理的科室人才梯队，使每个人都有自己的特长和主攻方向，从而为科室发展不断注入新的活力和持久动力。

## 六、提升沟通协调能力

沟通与协调是现代管理中做好工作的重要一环。有效的沟通协调可以取得认识或思想上的一致，行为或行动上的一致，从而合力完成目标。科主任的沟通协调主要有以下几方面：一是做好与科室成员的沟通，运用自身的影响力和人格魅力，凝聚科室团队力量，提高工作积极性，使大家能服从、配合工作，从而更好地实现既定目标；二是做好与其他科室及部门的沟通，医疗是一个复杂的系统，有时需要多部门和科室的密切协作，甚至需要与院外的沟通协调，此时科主任是否具备良好的沟通协调能力就显得非常重要；三是做好与医院领导层面的沟通，汇报问题时科主任首先要对问题进行分析，并准备好建议和备选方案，供领导参考决策并争取院部支持，同时要摆正位置，服从院部安排；四是提升医患沟通和纠纷应对能力，主动参与和指导科室医生做好医患沟通，从源头或整体角度来思考纠纷事件，努力将纠纷化解在初始阶段，并在医院防控医疗纠纷和维持正常医疗秩序方面发挥积极作用。

### 七、提升个人的人格魅力

科主任是科室的"领头羊"，其思想、品质、行为、作风等人格魅力反映在一言一行之中，潜移默化地影响着科室成员的成长。优秀的品格会让人肃然起敬，反之则其影响力荡然无存。科主任要提升个人魅力，首先要具备一流的业务素养和职业修养，业务上能拿得起，说得响；其次，必须要有较高的战略眼光，具有开放的思维，能带领科室和团队不断开拓进取。此外，科主任还要豁达大度、心胸宽广、敢于当担，工作中不独断专行、以权压人，也不感情用事或有亲疏之分，而是一视同仁。身教胜于言传。作为科主任要"常修从医之德，常怀律己之心"，在工作中以身作则、敢为人先，只有这样才能建立起主任的威信，带领科室更好地发展。

【小结】求木之长者，必固其根本。科室是医院的基本单位，各科室工作质量和水平高低直接影响着医院的整体质量和水平。科主任是全科成员的"排头兵"，关系到一个科室的兴衰和医院的发展。医院院长要牢牢抓住科主任这个牛鼻子，最大限度地激发和培养科主任的积极性和管理智慧，科室才能稳健运营，医院才能健康发展。

（韦铁民）

## 第十五节　建立健全合理的专技人员岗位聘任机制

【背景】专业技术人员职称聘任是职业生涯中重要的个人发展目标，也是个人薪酬提升的主要依据，更是医院人才队伍建设的重要导向。实施定性、定量评价考核办法，根据考核结果进行打分、排名，然后通过聘委会会议投票表决的方式来确定聘任，是一种公平、公正的评聘方法。

**【问题】** ①简单的聘委会会议投票表决方式，可能会产生因个人主观投票导致表决结果与考核评价相背离的情况。②晋升者有"论资排辈""找人情"的心理预期，聘任结果难以达到激励、引导的作用。

**【做法】** 为使专业技术人员的水平和能力得到较客观、公正的评价，激励专业技术人员不断提高专业技术水平和履行岗位职责的能力，医院根据人才队伍建设发展导向和公平、公正的原则，积极寻找切入点，形成医德、业绩、能力得到定量、定性评估的聘任方案，进一步细化、完善了评审的条件标准，简化了聘任程序。主要做法如下：

1. 根据岗位设置确定聘任比例。

2. 细化完善评审条件标准。条件标准设置为"基本条件"和"竞聘条件"，其中"基本条件"中对5年内有纠纷并经医院安全管理委员会认定负主要责任的、丙级病历1份、乙级病历累计6份或晋升当年达到3份、职业道德考核"不合格"的或竞聘前三年年度考核未达到"合格"的，实行一票否决。"竞聘条件"中，根据不同受聘年限设置了不同条件，分"人才荣誉类""管理业绩类""学术技术成果类""学术技术影响类"四大类评审项目和三个级别共50余项条件，使受聘现专业技术职务时间长短与在本岗位等级上获得的条件及数量相对应，符合条件标准的可申请竞聘高一级专业技术等级岗位。

3. 再次细化各类条件标准。获得的人才荣誉称号允许在副高各岗位等级变动时使用；管理业绩类的任期年限从任命开始可累计计算，下一级职务年限按比例累计；学术技术成果类、学术技术影响类，除"省部级及以上的自然科学奖、技术发明奖、科技进步奖1项（主持）"在副高各岗位等级变动中均有效外，其他不能跨等级重复使用，即晋升5级岗只统计聘任6级岗之后取得的成果或项目；论文需在当年省卫生计生委职称评定的期刊目录内，行政后勤需是本行业的"核心期刊"；论文要求专业对口、第一作者，个案、综述无效，不足1页无效，SCI论文按发表当年计算影响因子。

4. 简化聘任程序。聘任方案在院内OA办公系统上进行公布，符合条件者提交材料进行个人申报，人事处组织各相关职能科对材料和资质进行联审，有职业道德、医疗安全、病历质量等一票否决情况者予以取消资格，对符合竞聘条件的人员进行全院公示无异议后，提交院领导班子讨论通过。整个申报流程、审核及聘任程序做到公开、公平、公正，严谨性、透明度高，实际满足聘任条件的人数有效控制在合理范围内，符合医院的岗位设置要求。

【小结】该方案评审和聘任标准具有全面性、客观性、科学性。由于对专业技术人员岗位等级变动有了明确的评审标准，申报前，申请人有努力的方向；聘任时，聘委会减少了随意投票、送人情票等现象，使聘任工作更加客观、公正，既让"人才脱颖而出"，也兼顾了"默默奉献的老职工"。该方案的建立，进一步强化了岗位竞聘机制，对今后中级、初级的岗位内等级变动的聘任具有重要的标杆作用。

简化程序，并不是"偷工减料"，而是要事先充分考虑各类人才的评价要素，通过反复的讨论、修订，充分汲取合理建议，确保岗位聘任严谨、正向和职工认可。

（陈　莉）

# 第十六节　打造医院人才生态环境

【背景】医院的生存与发展，归根结底取决于各类人才。丽水地处浙西南地区，与发达地区相比，经济、教育、生活条件等相对落后，区位劣势明显，不具备吸引一流人才的环境和魅力。近几年，大城市医院规模不断扩张，大量实用型人才被其招募。引才难、留才难成为欠发达地市医院不得不面对的共同难题。

【问题】①欠发达地区区位劣势导致人才引进困难；②医院新招职工总体素质不高；③自己医院培养多年的人才也因各种原因留住困难；④管理层的人才意识差，对于有发展前途的人才培养无政策、无方向，缺少方法。

【做法】医院提出了"识才、育才、用才、留才"的人才八字方针，更加注重"本土化"人才的培养，通过"感情留人、事业留人、待遇留人"，在创新、进取的氛围中，"人才兴院"深入人心。

## 一、慧眼"识才"——发现苗子

人才工作的重点是发现苗子，而发现苗子的前提是有正确的人才观。在医院，患者满意度高、同行口碑好、技术过硬的就是苗子；业务能力强、能带动学科发展的就是苗子；有理想、有抱负，能静心治学、潜心钻研的就是苗子。中层干部选拔，看重的是德、能、勤、绩、廉，培养的是综合素质，考核的是团队建设和学科发展；后备人才的选拔，注重的是人品和责任心，看重的是能否务实肯干。为进一步加强后备人才队伍建设，医院出台了《加强青年学科后备人才培养》的政策，通过公平、公正的选拔挑选出学科后备人才培养对象和后备学科带头人，为其建立档案，让他们担任科秘书、科主任助理、班组长以及党、团、工会、妇联等岗位的管理干部，培养他们综合素质及管理能力。在培养技术医学型人才的同时，医院还非常注重行政后勤管理型人才的培养。

## 二、分层"育才"——合理施肥

医院人才培养讲究的是分层次"施肥"，不同层次的苗子，施以不同的"肥料"。针对年轻医生，医院制定《年轻医师培养目标及综合考核方法》，培训和考核双管齐下，培养和淘汰双制并存，让年轻人在学习、竞争中提升业务水平。为提高后备人才的综合素质，医院建立临床科秘书制度，在提升他们业务水平的同时给予更多的管理机会和平台。医院还根据外语水平积极选送符合学科发展需要的后备人才、年轻医生到欧美等发达国家进行专业学习。近年来，医院先后出台了《鼓励年轻学者攻读博士学位》等10余项与时俱进的人才政策，鼓励年轻医生通过各种途径提升学历，尤其鼓励在职职工攻读博士、硕士学位，学成毕业后给予更好的舞台和空间。医院自主培养本土医学博士后2人、留学回国人员3人、医学博士20人；选送优秀的中层骨干赴台湾学习人文关怀、医院管理、敬业精神和团队精神；让大家在各自领域都能汲取养分，快速成长。

## 三、大胆"用才"——表演舞台

"用才"是人才工作四部曲中的关键一步。大胆使用人才才能留住人才，大胆使用人才才能育好人才。审时度势，大胆提拔、使用人品好、基础底子强、临床技能熟、科研能力过硬、有发展潜力的高素质人才，是医院大胆用才的基本准则。2009 年以来，医院已有百余名人品好、业务精、管理能力强、工作有干劲的医生经过了严格的理论和技能考核，成为学科后备人才培养对象或学科、亚专科的带头人。如今他们中大多数人已成为各自领域的佼佼者，并在省内甚至全国拥有很好的专业声誉。

### 四、平台"留才"——营造环境

由于没有好的区位优势，无论是引才还是留才，都面临较大的困难。为此，医院非常注重打造"本土"人才品牌，舍得在现有骨干人才上下功夫，并为人才培养搭台子。近年来，医院先后建立了 3 个院士工作站、1 个博士工作站、18 个专家工作站，与国内外诸多知名医院建立了良好的协作关系，并聘请美国纽约州立大学、华盛顿大学等数位资深教授担任医院"学科发展顾问"，先后举办了 8 期由外籍教授任老师的"英语口语培训班"，为医院人才英语口语能力的提升提供了学习机会，为出国培训创造条件。与此同时，医院立足临床，以学科发展作为人才培养的出发点和立足点，积极探索适合学科发展的合作机制，不断加强重点学科、医疗中心的建设，扶持和培育有核心竞争力的优势学科、亚专科，细化专科和发展特色专科，使各学科的人才资源得到利用和整合。良好的平台和发展空间，加上医院科学合理的精细化绩效管理，使年轻人才在各自领域中取得了显著的成绩。人才发展带来的是学科繁荣。事实证明，本土化人才有感情，用得好，留得住！

【小结】"成长有环境、事业有平台、发展有空间"是医院营造的人才生态环境。正是因为医院重视营造人才成长的环境及和谐团结的工作氛围，为人才提供了宽松自如的人才土壤，医院在 40 余年的发展过程中，真正货真价实的人才流失极少！

（韦铁民）

# 第十七节 群策群力，改善服务品质

**【背景】** 无论行政后勤人员还是临床医护人员均是医疗服务的执行者，大家长期在一线工作，积累了丰富的工作经验，对改善服务品质，改进工作流程，创新管理方式，提高服务质量有很多有效的方法。如何尊重和有效地采纳一线职工的智慧，充分发挥职工的积极性是医院民主管理不可或缺的内容。

**【问题】** ①领导不善于发挥职工的智慧，管理不民主；②职工在工作中积累的经验得不到有效应用；③服务品质提升不快，服务流程得不到有效改善，工作中发现的问题得不到及时解决。

**【做法】** 医院十分重视职工在工作中积累的经验或管理方法，通过遴选归纳、总结提炼并推广应用，充分调动并发挥职工的积极性和创造性。

## 一、制定医院《质量与服务品质建议案管理办法》，设立行政、后勤管理创新奖

鼓励各科室或部门工作人员根据工作实际，对现行办事制度、工作方法、就医流程、使用工具、器械设备使用与管理等方面需要改善的地方，提出建设性、合理性的改善意见或建议。此外，为激发医院职工管理创新潜能，鼓励职工积极参与医院管理创新，促进医院管理质量持续提升，医院还专门设立了行政、后勤管理创新奖。

## 二、开展宣传培训，提升建议案的质量与品质

医院通过多种形式对干部职工进行培训，提高干部职工建议案书写的质量和针对性。通过院内 OA 办公系统、中层干部例会等途径，对建议案工作开展情况或管理创新工作进行总结、汇报等，表扬优秀建议案或管理创新项目落实后产生的有形和无形成果，重点对一些时间短、主题新、内容精、易掌握的专题内容进行培训指导，增强建议案与管理创新奖申报工作的针对性和实效性，避免临时撰写，匆忙提交，主题虽好但内容空洞等现象。

### 三、制定规范、合理的工作流程

利用并完善 OA 等智能办公系统，进一步提高办公服务效率，优化办公服务流程。如职工通过 OA 办公系统提交建议案表单，审查小组成员按期根据所提建议案的质量择优录用，分期集中审查，小组成员定期对有疑问的建议案进行讨论，确定是否予以采纳，由相关部门认领后加以实施。认领实施后的建议案由审查小组根据执行部门提交的执行成果报告，依据建议案贡献大小、办法的可行性、实际应用效果等采用无记名投票方式评定，并根据《质量与服务品质建议案管理办法》的奖励级别给予奖励。

每年的行政、后勤管理创新奖申报与评奖由行政、后勤等部门通过 OA 办公系统的申报表单向院部提交申请报告，院部统一收集、归纳、整理后，评审委员会以无记名投票的方式进行综合评定，并根据该项目对改善工作流程、创新工作方法及增收节支等管理方面做出的贡献大小给予相应表彰和奖励。

【小结】围绕医院管理的方略，出台规范的管理制度和奖励措施，充分尊重并采纳一线职工的智慧，使职工积极参与流程再造、管理方法创新和管理工具的合理应用等工作，可不断促进医院服务品质的提升。这一管理方式是医院民主管理的有效体现，也是汲取职工的智慧，提升医院管理和运行水平有效而"廉价"的办法。

（王传光）

## 第十八节　创建节约型医院

【背景】多年来医院的收费体系不变、人力成本增加、采购成本上升、政府财政支持难以增加、医院基建投入加大等因素将进一步影响支持医院持续发展所需的财力。只有逐步形成合理的收入增长方式和消耗管理模型，努力促使资源高效利用和运行成本下降，才能促进医院的可持续发展。

【问题】①医院收入增长缓慢，收入结构不合理，运营成本增加；②

职工节能意识不强，不注意营造节约氛围；③医院无节约管理和运行体系。

**【做法】** 创建节约型医院简单地说是增效和降耗，但医院较工厂环节更多、细节更多，这就需要培养每位职工的节约理念，注重细节，并把理念变为具体的行动。节约型医院的创建要重点关注以下环节。

### 一、加强人力成本控制

人是第一生产力，创建节约型医院不能仅仅停留在管钱、管物上，更重要的是要调动和激发人的积极性。

（1）明确临时工、外包人员的工作人员职数，因岗设位；

（2）结合医院规模和床位编制，进一步健全聘用制和岗位管理制度，严格定岗定编工作，合理设置临床、医技和行政后勤人员的岗位职数，严格控制人员数量，提高工作效率，提升人员素质；

（3）因岗设置人员结构。根据不同工作岗位，招聘不同层次知识结构的人员，做到人尽其用。

### 二、抓好日常开支管理

牢固树立"节约一元钱等于赚十元钱"的观念，加强成本核算，加强支出控制，用数据说话。

（1）院领导带头控制非合理支出，在审批、决策上下功夫；财务处和绩效管理处通过进一步严格预算管理，优化收入结构，加强成本控制，完善绩效方案；

（2）物价科、采购中心、信息中心定期分析各科室日常办公用品及耗材的领用和收费情况，减少浪费；

（3）设备处对常用、共用、便于移动或使用率偏低但又是医院必需的设备，实行专管共用，资源共享，最大限度地发挥设备的使用效率，避免因设备闲置和重复购置而导致资源的浪费；

（4）设备处和维修科进一步挖掘自身潜力，提高设备自修率，同时加强对旧设备的调剂使用；

（5）设备处和总务处进一步重视对旧物资的处理，对于不影响工作质量的旧设备延长使用年限，并给使用科室以分配倾斜，鼓励国产设备的使用；

（6）总务处需积极采用节能新技术，逐步淘汰高能耗用电设施；

（7）行政后勤等各部门要充分发挥各自智慧，积极创建"节约型科室"，从大处着眼，小处着手，做好节水、节电等各方面工作。

### 三、加强物资采供管理

按照"统一领导、归口负责、科学论证、量力而行、集中审批、规范有序"的原则，对各类物资、设备等实行统一筹划、统一采购、统一管理、统一核算，最大限度地降低采购和管理成本。

（1）严把物资采购关卡，采购前要充分了解市场行情，反复谈价压价，争取做到既满足工作需要又物美价廉，降低医院采购成本；

（2）对于能节约的物品尽可能不买不配，在不影响物品使用及安全的前提下，尽可能采购性价比高的产品；

（3）在耗材使用档次上要"因人而异"，不盲目"追高"，避免造成医疗资源浪费；

（4）在确保供应和不影响效率的前提下，科学合理地测算库存物资的数量，尽量压缩库存，有效降低仓储费用和因物资变质和存货贬值而造成的浪费。

### 四、进一步调整医疗收入结构

医院收入结构的好坏直接影响可获取的利润。

（1）结合医院实际情况，调整医院收入结构，并据此制定各科室收入结构调整的目标。主要借鉴近三年的历史数据，结合各临床科室的特点来确定药品、卫生材料等成本的消耗定额比例；

（2）通过收入监控消耗，重点加大对高值耗材和贵重药品的监控，把消耗定额及成本管控情况作为动态控制的指标，与绩效分配结果挂钩，做到人人有指标，人人有责任；

（3）健全目标成本管控制度，管理部门结合各科室业务特点和经济运行指标，定期对各科室的医疗收入结构进行对比分析，并通过周会专项点评、关键指标分析以及医疗服务收费政策培训等方式，帮助科室研究成本控制点、经济增长点及有效的管理措施；

（4）培养医务人员的理念，尤其是使"总量控制、结构合理、良心创利"的财务管理理念深入人心。

### 五、加强基建管理

基建科要集中力量抓重点，增强相关人员成本节约意识。加强项目设计管理，图纸（最终方案）审核，优化方案，把好基建成本源头控制关；加强项目审批进度，用足、用好政策；做好项目招标预算控制、审核工作和决算管理，合理节约工程造价；加强基建现场监督管理，把好工程建设进度、材料质量、施工质量和施工安全，抓好施工过程成本节约关；加强建筑材料的选择与询价管理，节约采购成本；进一步加强项目变更管理，及时审签施工联系单，严格把控工程更改和造价增加。

### 六、做好合同管理

设备、耗材等采购合同签订时，常常附加有许多优惠条款，而这些条款业主如果不加以重视，就会成为"无效条款"。这些条款有设备合同的承诺和惠利条款、厂家和供应商承诺的延长保修时间条款及赠送培训条款等。加强合同管理，一是设备验收签单前对合同承诺和惠利条款认真清点，逐条核对；二是设备报修台账认真记录，设备维修前必须查单确认是否在维保期内；三是设备处、采购中心等职能部门每半年对合同进行整理，查看后续条款执行情况，若有遗漏及时与厂家和供应商进行对接联系；四是厂家和供应商承诺的一级培训要单独记录，定期核对检查。

### 七、加强内审管理

认真构筑好医院内部审计防火墙，充分发挥医院内审在医院经济管理、投资控制和成本节约方面的监督管理作用，为医院节约资金。成立医院内控领导小组，进一步加强对医院重要资金、重大决策项目、重大决策事项等重点范围的审计、监管和服务，截留违规支出，防止跑冒滴漏，审减问题资金，查找违规问题。加强对相关职能科的审计咨询、评价和专业指导，加强对重大投资项目的合同、招标文件、招标控制价和资金过程的跟踪审核，为医院管理决策提供依据。

## 八、建立高效运行机制

（1）对门诊、住院流程进行梳理，对一些不方便患者就医、不利于医院建设和学科发展的流程进行调整和优化，通过缩短患者在院候诊时间和减少患者往返，来减少水、电费等间接成本的开支；

（2）增强工作的计划性，合理安排检查、治疗项目，缩短检查等候时间，缩短平均住院日，提高医院资源利用率；

（3）加强信息化建设，逐步将医学影像、病历、医疗护理文书等改用电子版本，实现无纸办公既能节约胶片、纸张和存储空间，还能提高工作效率和医院的管理水平。

【小结】　在创建节约型医院的过程中特别注重对干部职工节约意识的培养，并使之成为每位职工的自觉行动。创建节约型医院并不是降低对患者的服务质量水平，而是医院职工通过自己的努力使医院运营更加合理化。创建节约型医院不是一次口号，也不是一次举大旗的活动，需要大家将节约意识变成工作和生活习惯，深入到工作的点点滴滴中，为医院的可持续发展做出贡献。

（韦铁民　胡慧倩）

# 第十九节　把握医院廉政建设关键点

【背景】　医院廉政建设是医院管理的重要内容，是约束职工言行、促进廉洁行医的重要手段，也是医院精神文明建设的重要组成部分。把握医院廉政建设的关键点是医院廉政建设的重中之重。

【问题】　①廉政建设制度不够健全，制度不能落地；②廉政教育方法呆板，深入人心不够；③廉政建设监督机制不够完善。

【做法】

## 一、加强制度建设和落实

制度是廉政建设的重要保障。医院重视各类廉政制度和职责的制定完善，从领导干部廉洁自律入手，制定了各类人员岗位职责、行为规范，为领导管理、医务人员行医、职工办事提供准则，并认真抓好落实。具体廉政制度有《关于严禁收受回扣的规定》《"三重一大"监督管理制度》《党风廉政建设"一岗双责"制度》《院务公开制度》《财务监督管理制度》《内部审计制度》《基建管理廉政建设制度》《招标采购管理制度》及人手一册的《职工奖惩制度》等。加强医德考评，建立医德档案，廉政建设、医德医风问题与晋升、评先、提干、聘用、经济分配直接挂钩，采取一票否决制。

## 二、加强环节监控和考核

**1. 药品**　建立临床用药监控系统，加大对临床合理用药的监管力度，运用 Pass 系统和 His 系统实时监控预警临床不合理用药情况，并由专人对系统进行管理和维护。切实执行抗菌药物分级管理制度，对临床用药进行动态监测及预警干预，对医院用量排名在前的药品进行监控，若用量出现异常，及时采取措施，严格控制大处方、不合理用药处方的出现。

**2. 设备**　设备购置要根据设备价格按程序向设备主管部门、院领导报批。建立以院长为组长，相关科室负责人参加的医疗设备管理与购置论证委员会，集体进行可行性研究论证，重点考虑社会效益、工作需要、资金允许等因素。成立医疗设备评标小组，坚持"公平、公开、择优"的原则，由评委投票确定是否中标，医院纪检监察部门全程参与监督。

**3. 耗材**　成立由采购中心等工作人员组成的招标采购小组，负责各种物资招标前后各项具体事宜的准备工作。评标委员会由院领导、相关职能部门负责人、专家等组成，对采购项目进行集体评标。遵循"三优先"原则，既优质优价优先、同质优价优先、同质同价本地优先。成立由纪检监察等部门人员参加的招标监督小组，对招标开标、竞谈等过程进行全程监督。

**4. 基建**　50 万元以上的项目，委托相应招标代理机构公开招、投标。其他由本院自行组织的招标项目严格按程序报批，议标、评标时院内相关专家或领导参加，纪检、审计、财务等人员到场监督，做到公开、公正、公平，很好地杜绝了违规违纪等不正常现象的发生。加强对项目内审工作，成立基建监督小组，对基建工作进行常态化的监督管理。

监督关口前移，严防腐败现象。医院明令禁止工作人员以各种名义接受医药、设备、物资厂商的宴请、礼品、旅游及高消费娱乐，医院与厂商代表廉洁约谈，签订廉洁营销协议，一经发现有违反协议行为，就采取冻结货款、取消购销关系等措施。

### 三、加强廉政文化的教育

**1. 廉政学习，形式多样** 坚持理论中心组夜学习，中层干部例会，科室、党支部学习日专题学习教育；利用晚上时间分片区召开职工大会进行廉政教育，学习内容为院长推荐的有关廉政、为人处事哲理文章等。对新职工进行岗前培训，院长领读《医师宣言》，党委、纪委领导作廉政讲课并廉政宣誓。每年邀请检察官来院进行警示教育。

**2. 通报案例，以儆效尤** 把中央纪委监察部网站、《中国纪检监察报》等媒体通报的各级纪检监察部门查处的违反八项规定精神与"四风"问题案例，在医院 OA 网、医院干部职工微信群等新媒体上转载、通报。

**3. 现身说法，感同身受** 组织干部、职工听取服刑人员"现身说法"教育，滚动式播放廉政警示录、电教片等，组织全院干部、职工观看。

**4. 人文氛围，清香浓郁** 编印《人文 修养》刊物，将清风廉语、做人哲理、医界楷模、患者表扬等内容编入书中，发给职工学习；周末、节日给中层干部发送修养短信；在医院网站、OA 系统上开设"人文修养"专栏；每年开展廉政知识竞赛、演讲、廉政格言警句征集、廉政主题书法比赛、征文比赛等活动；每年开展评选医院年度"模范人物"，以榜样的力量激励、推动行风建设；将医院廉政建设好事迹推荐到报纸、电视台、网站等媒体做宣传报道。

【小结】 医院廉政建设是一项确保医院健康、快速发展的重要工程。要抓住关键点持之以恒地把医院廉政建设更加扎实、有效地推进，营造廉洁的从医氛围，才能使医院各项工作健康推进。

（吕耀军）

## 第二十节 医院危机管理

【背景】 医院是危机高发场所，各家医院都曾遭遇过不同的危机，如

SARS传播、流感蔓延、极端天灾应对、化学品泄漏、建筑物倒塌、大批车祸等社会突发事件的救援，以及医院自身的停电、停气、信息干扰、火灾、手术室水管爆裂、医院感染、医疗纠纷、核心员工离职或犯罪、患者坠楼、药品失窃、患者跌倒等。无论是社会发生的危机，还是医院自身的危机，最终都与医院运行相关联。医院危机管理和应对是常态，不能等到危机发生时才来培养危机预防和应对的能力，必须时刻准备预防和应对危机的发生。

【问题】①医院领导和相关部门面对医院危机手忙脚乱，有预案，难操作；②医院对危机管理没有明确的分类和应对措施，导致大量涌入患者不能被有效救治；③医院内部事件发生后事态恶化，造成严重负面影响或重大经济损失。

【做法】危机管理的核心是根据医院内部特点和外界情况，预见可能要发生的重大事件，并对其进行归类、评估，针对可预防和不可预防的事件，制订各种应对和化解措施，使内部危机少发生，并将内外部危机的危害降至最小。

一件突发事件，无论发生在社区还是医院，都可能会突然影响社会对医疗服务的需求（患者突然涌入）或是影响医院提供医疗服务的能力。所以医院必须要时刻准备有效地处理危机。

### 一、明确归口，责任清晰是快速有效处置危机的前提

为更好地应对危机，医院组建应急管理组织架构，由院长统率，下设内科、外科、药学、护理、行政、后勤六个小组，具体由副院长任组长，分工明确。院办公室主任负责联络，将行政协调、临床一线、后勤保障等各部门的应急协作紧密结合。

**1. 有患者突然涌入时的危机应对** 凡是涉及大批患者医疗抢救，其归口包含临床、行政、后勤等部门，需要院部统一协调管理。组建高效的抢救团队，合理快速救治疏导病员，快速的全院动员和具备完善的应急流程是处置危机的关键，核心是有效救治、处理入院患者，把残疾率、死亡率降到最低。

**2. 无大批患者涌入时的危机应对** 建立健全的应急机制、完善的应

急预案，积极开展日常的应急演练和保持通讯的畅通是处置危机的关键，核心是有效防范应对院内危机，把损失、影响降到最低。由于没有大批患者涌入，此类危机一般不需要多部门综合协调，具体可由医疗、行政、后勤等各部门在分管院长的领导下具体负责处置。各类危机的归口列举如下。

（1）归口至行政部门的危机：网络事件问题、职工违法违纪问题、核心职工背叛或犯罪问题、职工责任心低下问题等；

（2）归口至临床医疗和安保部门的危机：医疗纠纷、医疗安全问题（坠楼、自杀、跌倒等）、医院感染问题、药品失窃问题、毒品放射源问题等；

（3）归口后勤部门的危机：火的问题（电器、电闸、易燃点）、盗窃问题、停电或停水问题、屋顶漏水问题、管路安全问题、信息保障问题、夜间水管爆裂问题等。

## 二、做好危机应对预案

预防与控制是所有危机管理中成本最低、最简便的方法，几乎所有的危机都可以通过预防来把危害降到最低。医院制定各类危机的处置预案，完善医院危机日常管理体系，尽可能缩短决策链，进而缩短危机处理的决策时间，确保快速稳妥地消除各类危机。危机预案应包括所有的医疗、管理和公共区域的方方面面，并对内部和外部所有资源的可支配性进行归纳，同时明确各部门在紧急应对中的职位和责任，以及具体的危机演练方案、事后评估内容和注意事项，使预案具有更强的可操作性。此外，预案还要包含危机发生后的公共信息公示和媒体关系处理等方面的内容。

## 三、强化危机预演

危机管理只知道"可能发生的问题"是不够的，针对问题提前演练对应之策，搭建危机预警演练系统是危机管理的基本要求。预演具体包含培训、缓冲、整合三块内容。

（1）培训要注意一种意识和三种能力，即所有职工都要有危机意识，熟知本部门可能会发生或碰到的危机。医院管理层要有复杂事件的决策能力，危机管理团队要具备临场指挥危机的能力，具体当事人要有应对危机的能力。

（2）缓冲旨在预防发生或减轻潜在的对医院运行造成损害的预见和行动，如预先准备充足的相关物资、医院感染中个人防护设备和必要药品的储备等。

（3）整合是指将医院的应急演练整合到政府相对应的计划中，尽可能最大化地利用人力资源和最小化地利用稀缺资源，在患者突然大量涌入时能合理分配专科医疗人员。

在危机预演中，每个人都要找到自己的角色，因此，我们还需搭建危机预警演练系统，明确危机管理团队、新闻发言人以及各自的职权范围和汇报体系。

### 四、做好危机应对

危机应对是指在医院危机处理预案的指导下，对危机或可能发生的危机采取的行动。如防治和减轻灾害的影响，提供救治中关键的医疗服务，治疗受害者，调度资源等。在具体应对中，医院内部要进行深入分析和沟通，确保危机处理小组、新闻发言人、沟通渠道等环节就绪。

### 五、强调危机处理后的总结

危机应对的经验总结可帮助各部门更加明确可能会出现的危机，以及危机来临时知道危机的性质（常见或少见）和减少危机的方法。通过危机应对的分析总结，医院可以及时复习总结危机案例，总结经验教训，找出危机预防和解决的方法，并将经典案例提炼上升为制度化、常规化的管理框架。

附：四种医院常见危机的应对方式

**1. 大量患者涌入应对的五个举措**

（1）紧急响应：启动预案，急而不乱、忙而不慌，实施过程中根据实际情况灵活调度。

（2）紧急应对：遵循高效处理原则，现场领导要组织协调，分组应对，抢救重点患者。

（3）寻求支持：积极向医院总值班寻求人力支持，向临床专科或上级专家寻求技术支持，向总务设备寻求物质支持。

（4）汇报请示：汇报请示是处理大量患者涌入的一个重要环节。急诊科汇报后，医院要迅速启动预案，各部门组织实施。汇报的程序一般是急诊科向分管院长汇报，同时告知医务处、护理部、保卫科、院办公室等相关职能部门，分管院长得知信息后必须立刻向院长汇报，院办公室得知信息后必须立刻向上级主管部门请示汇报。

（5）专家培养：熟悉、了解本地工业及其他情况，根据区域情况，培训少见中毒等疾病诊治专家，以应对可能会出现的特殊情况。尤其是急诊科的医师，都要有各自擅长的罕见病应对处理本领，碰到特殊情况才不会被动。

**2. 化解医疗纠纷的八个方面**

（1）医生处理：发生医疗纠纷后，医生要保持冷静，积极采取补救措施，使缺陷最小化，同时依法完善病历资料，封存现场物证。面对患者提问和质疑要从容、谨慎地应对，不乱下结论。

（2）科主任、护士长作用：作为科室负责人，在纠纷发生后要起到稳定局面的作用，对患者及家属适度抚慰，遇到问题及时请示反馈，具体问题要会判断对错，认真向患者及家属解释，但要慎下结论，慎许承诺，话留余地。

（3）处理团队：建立医疗纠纷处理团队，从患方投诉开始就跟进协调直至纠纷妥善解决。作为团队成员，要善于掌控、协商双方和解进度，努力纠正患方对处理建议的认识偏差，避免纠纷升级。最重要的是要善于沟通、周旋，主动请示汇报。

（4）行政方式方法：在沟通无果的情况下，主动向政府相关领导和部门汇报，寻求支持；同时关注患者及家属的反馈与诉求，并注意环节监控（事前控制、事中应对、事后反馈）。

（5）公安作用：平时与公安机关保持良好沟通，确保医院在面对恶性纠纷时可以得到公安部门的强力支持。

（6）律师：通过医院方的律师评估，找出有利证据，积极与法院、患方家属及患方律师沟通，保障医院合法权益。

（7）社会调解机构：第三方调解机制是一种非诉讼纠纷解决方式，容易被医院和患者接受，要充分利用。

（8）偏执患方和无理取闹者的处理：由于先天基因、网络媒体鼓吹、心态浮躁和教育的缺失，偏执和无理取闹患方极易做出伤害医疗人员和医院的事情。医院要确保医务人员生命安全，掌握化解进度和分寸，反复评估，尽快处理，必要时可请公安机关介入帮助处理。

**3. 内部危机的预防管理**

内部危机通常存在着突发性、难控制，易发性、易扩散和具有一定危害性和连带性的特点。

（1）全面评估内部环境，判定哪些环节会出问题。对薄弱环节和风险进行评估，识别可能发生的事件；

（2）制定相关危机的预防策略和技术，控制危机过程的方向和进度；

（3）建立多方参与、合作互动的危机应对链；

（4）制定相关措施，防止次级危机和衍生危机的发生；

（5）处理好危机的同时注重恢复各项业务。

**4. 媒体事件的应对管理**

随着多媒体时代的发展和社会舆论影响力的扩大，提高同媒体打交道的能力也是医院危机应对管理中不可或缺的一部分。

（1）应对媒体时应坚守真实坦诚、前后一致、主动出击和适度的原则。

（2）在坚守原则的同时，与媒体记者保持距离，不私下交谈或与其起争执。在言谈中不要过多使用数字，不要提及不确定的信息，不阻止记者拍照，同时在表达上尽量通俗易懂。

（3）在应对负面报道时，快速回应片面不实的信息，同时提供全面真实的信息，把握好 24 小时法则。

（4）在应对敏感话题时，注意自己的立场，只谈自己职责份内的事，不替别人回答问题，同时抓住重点按照既定口径表态。

**【小结】**危机应对是一个需要长期计划，时刻准备，却不一定立见成效的事。但医院必须时刻紧绷危机应对这根弦，只有这样才能在危机发生时掌握主动权，妥善化解和处理危机。

（韦铁民　谢剑锋）

## 第二十一节 医院营销要点

**【背景】** 一般概念上的营销就是了解市场需求，抓住市场需求，做好自己的产品，以最好的方案进行推广、扩充，以更好地营造需求氛围，进行目标销售，同时达到广告效应，并树立品牌。当今时代，企业都非常重视营销，甚至连政府都开始注重自我形象的营销，以求在广大群众心中打好基础，留一个好形象。医疗营销与普通产品营销不同，因为医疗关乎患者的生命，有其特殊性，不能一昧追求利润。医院营销一般可分为院内营销和院外营销两种，目前各家医院的院外营销基本同质化，因此要想在竞争中站稳脚跟，必须做精、做细院内营销，让患者了解医院、学科、品牌医生和人性化服务，获得公众的信任。

**【问题】** ①医院营销理念陈旧，营销抓不住重点；②医院营销无特色，缺乏针对性；③营销服务缺乏人性化。

**【做法】** 医院最好的营销就是做好我们的技术、服务，管好我们的价格，让患者信任我们的医院，并使这种信任传达至区域内的所有百姓。其中一个最重要的过程是通过患者和家属的口口相传，以及医院和媒介的适度推广。

### 一、做好基本营销

医院基本营销也是最重要的营销，就是做好医疗质量、人文服务、环境品质和医疗价格。

**1. 医疗质量是一家医院的立院之本** 患者通常将医疗质量的高低作为选择医院的第一要素，因此，加强并不断提升医疗技术和医疗质量是医院营销的基础，也是重中之重。

**2. 人文关怀有助于建立良好口碑** 细致周到、人性化的服务可以给患者及家属良好的感觉，利于病情恢复。俗话说，感人心者，莫先乎情。因此医院营销要重视情感营销，做好人文关怀、细节关怀、流程关怀等工作。情感维护是一种长期的人文情感的关怀，是对医疗服务的有力补充；只有医疗服务和情感维护两者间达到有效统一，才能达到品牌和口碑的双赢。

**3. 环境品质也是一种重要的竞争力** 温馨、整洁、舒适、宁静的环境让人心情舒畅，可消除就医的紧张感，同时彰显医院的人文关怀。院区内视觉文化和感受、建筑环境、卫生管理、医生着装举止、温馨提示和交通状况等方面都是环境品质的重要组成部分，会给患者留下良好的印象。

**4. 合理的医疗价格和价值营销** 针对不同患者和疾病制定合理的价格体系，实现医疗价格在市场上的全面覆盖。多做价值竞争，少做价格竞争，通过价值营销让患者接受合理的价格。医院要把控好药品、耗材的比例，控制好均次费用。

## 二、管好高级营销

高级营销包括教学、科研、管理、学术交流、继续教育规培、专家品牌和适度包装的营销等七个方面。

**1. 学术交流** 学术交流是提升个人专业水平及影响力的重要途径。医生要重视个人学术交流，不断提升自己在专业和区域内的个人影响力，从而增加医院的影响力。

**2. 专家品牌** 专家是吸引患者来院就诊的重要吸引力之一。医生个人要注重专业技术的提升，医院则要充分发挥专科包装的魅力，制造专家，发挥其影响力。

**3. 科研营销** 科研奖项是同行和社会衡量医院综合实力的重要指标之一。科研能力彰显了医院未来发展的动力，对于医生个人而言，科研也可为其赢得良好的个人声誉，进而增加医院的声誉。

**4. 教学营销** 重视教学工作，通过教师培养学生，树立个人名声，进而推广医院。

**5. 继续教育、规培** 继续教育、规培是区域同行间加强交流的重要途径，可加深同行间的相互认可，提升个人的专业素养。它是一种无形的营销。

**6. 管理营销** 医院管理水平是体现医院综合水平的又一重要指标，直接影响医疗服务的好坏。通过医院精细化管理，拓宽医院在患者和业内的影响力，是提升医院知名度的又一重要举措。

**7. 适度包装**　适度包装是医院后期营销的重要一步。它分为硬包装和软包装，硬包装是指医院大楼、科室设置、就医环境、装修档次、住院条件及治疗、诊断设备和相关辅助设施的配备；软包装是指专家形象包装、技术力量包装、医疗质量包装、医院品牌包装、团队包装、文化包装、责任使命包装等。

### 三、院内平面营销

院内平面营销是医院营销的主战场，患者及家属最想了解医院的方方面面，各种感受最深。院内平面营销主要包括电视大屏幕、病房和各等候区电视、医院纸质介绍、健康杂志、院报、门诊展板、医院墙报、各电梯厅展板和病区宣教平台等形式，目的是为了让患者及家属了解医院医疗重点信息、相关健康知识，并对医院的医疗细节和服务进行介绍与推广。

### 四、院外平面营销

院外平面营销包括利用电视媒体、公交、地铁等人流密集区的灯箱广告有重点地介绍医院；通过微信、网站等网络宣传平台；利用院报和地方报纸，积极宣传医院特点和优势。

### 五、特殊营销

（1）建立随访中心，重视出院患者的回访，有针对性地分类一般客户和重点客户，进行电话、信件及家庭拜访，给予专业的医疗康复指导；

（2）预约门诊，设置专人专职通过服务平台为患者提供电话、微信、网络预约、复诊及咨询；

（3）下乡义诊，为偏远、不方便来医院医治的老人及患者进行基础性医疗服务；

（4）举办健康知识讲座，利用相关场所和机会进行卫生科普知识宣传；

（5）加强与其他医院的帮扶合作，重视医联体、基层医院和上级医院在医疗方面的合作，提高双方能力，提升医院影响力；

（6）积极应对突发事件，对于公共的、涉及医院的突发事件要及时回应，积极应对，妥善处理，争取化危为机，树立医院的良好形象。

【小结】 医院营销的核心和关键是明确营销对象，挖掘营销内涵，注意方式整合。只有这样，才能真正使医院营销走在前列，在群众中树立更好口碑。做好医院营销，我们必须牢记最佳的营销场所是医院，最佳的营销对象是患者及家属，最佳的营销方式是为患者提供优质服务。营销策划的终极境界不是花钱做广告，而是做更多的事让公众信任医院。

（韦铁民）

# 第二十二节　医保管理

【背景】 随着全民医保时代的到来，"医保管理"已成为医院管理的重要组成部分。积极的医保管理既能保证医疗质量及各种医疗服务的开展，又能保证参保对象得到质优价廉的医疗服务。

【问题】 ①医院领导不重视医保管理和医保费用的管控；②医院对于医保政策宣传不够；③医务人员对医保政策不理解、不配合；④医保管理制度没有落实到位；⑤"医、保、患"三方沟通不畅。

【做法】 多年来，医院在医保管理方面做了许多有益探索和卓有成效的工作，积累了一定的管理经验，在维护"医、保、患"三方的权益上找到了一个较好的平衡点，受到医保行政主管部门和相关部门的高度认可。

## 一、完善医保管理体系，组建三级管理网络

**1. 医保领导小组** 医院成立由院长任组长，相关职能科室负责人和部分临床科室负责人为成员的医院医保管理领导小组，定期召开会议，讨论解决医院医保运行管理中出现的问题。

**2. 医保职能部门** 医院专门设立医保办公室，配备足额的专职管理员，负责全院医保的政策贯彻、日常管理、组织培训、协调控制、监督指导等具体工作。

**3. 医保管理小组** 医院在各临床科室和医保相关科室成立医保管理工作小组，设立医保秘书，负责科室医保政策的落实，监控科室医保费用的变化，负责科室与医保办公室的沟通协调。

"院领导层—职能部门—临床科室"三位一体的医保管理运行机制，

为医院医保政策及相关管理制度的贯彻落实提供了有力的组织保障。

### 二、建立健全各项制度，确保医保管理规范

我院根据医保相关政策和规定，结合医院实际情况，制定了《医保患者出入院管理制度》《医保患者床位管理制度》《医保患者限制药品和特殊诊疗（材料）审批制度》《医保患者医疗费用管理制度》《医保患者家庭床位管理制度》《医保患者特殊病种管理制度》《医保患者外配处方管理制度》《医保管理奖惩制度》《医保患者就医流程》《医保患者入出院流程》《医保患者转院流程》《医保患者特殊病种申请流程》《医保患者大病保险特殊药品申请备案和就医结算流程》等一系列配套管理制度和操作流程，各种医疗行为均按照相关制度规定严格执行，以保证医保工作运行顺畅、有序。同时，医院还将医保相关监测数据纳入《科主任年度目标考核责任书》，与科主任及科室奖惩挂钩，确保医保相关制度的执行到位。

### 三、重视医保政策宣教，注重双方反复沟通

**1. 重视参保政策宣传** 通过电子显示屏、电子查询系统、纸质宣教资料和院内宣传栏对医保相关政策和知识进行宣传，在收费窗口和相关科室的显要位置张贴医保就医流程和相关临时公告，方便参保人员就医，热心为参保患者解决遇到的问题和困难，对参保患者不了解的地方耐心解释，种种举措得到了参保人员的充分肯定。

**2. 重视医务人员培训** 定期通过周会、岗前培训、部门培训、专项培训和院内 OA 办公系统对医保政策和规定进行宣传培训，提高医务人员对医保政策的了解和配合，不断提高服务质量。

**3. 重视沟通协调** 在日常医疗服务中，重视沟通和矛盾化解，要求职工或参保人员对遇到的问题及时向医保办咨询，努力通过沟通来加强职工和患者对医保政策的理解，及时化解运行过程中产生的问题和矛盾，促进医保工作规范有序。

### 四、多途径加强管理，认真做好控费工作

**1. 加强医保日常管理** 医院医保日常管理工作细致到位，住院患者医疗费用实行日审，门诊专项费用实行月查，住院病历实行季检，对检

查、用药和收费情况及时进行总结分析，发现异常及时整改落实，有效控制了医保患者费用。

**2. 加强部门监督联动**　质管处、医务处、药剂科定期组织人员，对合理检查、合理用药等情况进行检查和通报，其结果与科室、个人奖惩挂钩。为控制医药费用过高增长，医院对抗菌药物、中成药注射剂、辅助用药进行重点监控，实施用药动态监管和对数量金额的"双控"干预，对不合理用药的医生进行扣奖，强化合理用药过程管理，控制医药费用的不合理增长。

**3. 加强医用耗材管理**　医院所有医用耗材均通过招标方式进行采购，努力做到质优价廉；同时严格控制高额医用耗材的使用，以最大程度地降低医疗成本，达到合理控费的目的。

**4. 加强科室指标监控**　医院每年都会根据科室具体情况对当年的均次费用、药品比例、抗生素使用比例和平均住院日等指标进行设置，并将其纳入科室考核指标中，每月进行考核，按规定奖惩。

**5. 加强信息平台建设**　医院重视医保管理软件的开发和优化，将医保业务和管理程序与医保办、医生站、护士站和医技等部门联网，对医保参保人的各类数据能进行实时统计，特殊诊疗（材料）计费后会产生不同标记，方便医保管理人员审核。医保丙类项目实现自动自费记账并有提示，还在药品限量、药物处方限制等方面实现了计算机管控，杜绝了大处方的产生。

**6. 加强医院收费管理**　医院专门成立物价管理领导小组和工作小组，并在各科室设立物价管理员，由物价科定期开展督查指导来规范各科室的收费行为。

**7. 加强沟通化解矛盾**　由于目前每家医院的医保管理态度不尽相同，有的松懈，有的严格，因此导致许多参保人员甚至医生产生了一种错误的认识：碰到某种药医保不予报销的时候，有些患者甚至医生就会认为，并不是这种药医保真的不能报，而是这个医院卡的太死，不够人性化。遇到这种情况时，医院的医保部门需要与患者、医生及时进行沟通，帮助大家了解国家相关医保政策，纠正错误认识，化解矛盾。

**8. 其他管理方法**　通过实施临床路径和单病种管理，明确合理的住院天数及相关检查与治疗流程，减少医疗差异和患者医药费用。积极开展虚拟床位和日间手术，缓解住院难，降低患者医疗费用。

**9. 定期通报制度** 分管院长定期在周会对医保相关工作进行通报，对违反医保规定和不合理用药的科室与个人，除在周会通报外，严格按照奖惩制度进行惩处。

### 五、结合医院实际工作，积极提交合理建议

医院重视与医保行政主管部门、医保经办机构的沟通联系，除积极配合对医保患者医疗服务和费用进行监督审核外，也及时向医保行政主管部门和经办机构反馈各科室与医保患者对医保政策的意见和建议。医院提出的医保患者实行住院一年一次起付标准、控制药物费用的合理建议、公务员及事业单位参保人员纳入特殊病种管理等多项建议得到了医保行政主管部门、医保经办机构的肯定和采纳。

【小结】做好医保工作需要医保部门、医院、参保人员的多方协作。医院领导必须对医保工作的重要性有高度的认识，建立健全相关的医院医保管理制度，制约医务人员言行。医保工作人员则要主动做好对参保人员的解释、宣传和指导工作，而参保人员则需树立目前参保仅是基本医疗的观念。

（韦铁民　刘　英）

# 第二十三节　医院品牌建设

【背景】品牌是质量和信誉的保证，消费者一般默认知名品牌的商品质量比非知名商品要好，购买时往往会优先选择知名品牌。对医院而言，品牌就是医患关系的信任，医疗质量的保证，好的医院品牌可以引导正确的医疗花费，博得赞赏和尊重。凡是全国顶尖的"明星医院"，其品牌塑造一定是非常成功的。

【问题】①许多医院常常忽视医院品牌建设；②对医院品牌的定义、功能和组成不甚了解；③缺乏抓好医院品牌建设的有效举措。

【做法】丽水市中心医院一直重视品牌建设，通过多年探索，对医院品牌建设有了很好的认识，在品牌建设方面也取得了很好的成效。

## 一、品牌建设的重要性

### 1. 医院品牌的定义

品牌是人们对一个企业及其产品、售后服务、文化价值的一种评价和认知，是一种无形资产。可以说，企业有了品牌就具有了凝聚力与扩散力，并可成为发展的动力。

医院品牌是在医疗活动中形成的，包括医院的技术水平、科研能力、教学水平、服务水平以及名称、标志、口碑和形象等多方面因素，是患者对一所医院价值取向的认可，是医院竞争力的无形资产。

### 2. 医院品牌与价格

等级高、技术硬，服务佳、口碑好的医院或专家，其门诊挂号费与普通医院或普通专家是不同的。但由于患者对这些品牌医院或专家的认可，挂号费的高低对其就医选择的影响并不大。例如北京协和医院如果新出一个专家号，就算价格是 300 元，也马上会被患者挂满。但如果地方医院新出一个专家号，价格 100 元，患者可能也会觉得不值。这就是品牌的影响力。

## 二、医院品牌单元的组成

### 1. 技术品牌

中国首个大型医院品牌营销研究中心发现，51% 的患者认为医疗技术在医院品牌构成中占第一位。技术品牌是医院品牌建设的核心，主要包括医疗质量、人才团队、科研水平和设备更新等多个方面。其中，医疗质量、技术水平是医院品牌的核心，也是大多数患者选择就医场所的最直接、最重要的标准。它们的优劣直接决定医院形象乃至医院的发展前途。因此提升医院技术品牌，既要考虑医院整体技术水平的提升，又要考虑专科和亚专业水平的提升。

### 2. 服务品牌

服务品牌包括就医感受、就医流程和就医环境。在医疗技术产品日渐同质化的今天，医疗外的优质服务愈加成为医院赢得社会公众信任度和忠诚度的重要手段。患者在关注医疗技术的同时，对医疗外服务的关注度也在逐渐提升，即从单纯的治愈疾病、寻求技术性服务为主，到注重就医感受、流程和环境等人性化服务。因此，提升医疗外服务水平是打造医院品牌的重要部分，是医院稳定发展的重要推动力！

### 3. 文化品牌

文化品牌包括医院院训、愿景、使命和精神，它们是医院发展的精神动力和灵魂支柱，影响着全院干部职工的价值取向和行为理念。一个具备优秀文化的医院可以产生巨大的凝聚力，可使职工共同承担组织的使命和责任，可营造积极向上、团结和谐的氛围，有利于提升医院的管理水平和服务水平，促进医院整体发展。

## 三、医院品牌建设的努力方向

医院品牌有其组成的复杂性，不同医院的品牌建设突破口不同。医院品牌建设有多项内容，有些是易做的，有些是难做的。我们应该从中寻找适合医院实际且容易出成效的方面加强加快建设，这样医院品牌建设才能有的放矢，花最小的精力达成最好的目标。医院品牌建设有以下五个方面。

（1）学科方面：着力打造品牌学科、品牌专科和特色专科，树立医疗特色，提升口碑。

（2）人才方面：努力培养专家，树立标杆，扩大医院在专业领域的影响力和社会上的知名度。

（3）价格方面：尽量实现以相对合理的价格为患者提供服务，大病、小病要区别对待。价格虽然是政府定的，但控制不合理用药，缩短平均住院日，减少医疗耗材，减少不合理检查，使患者少花钱也能看好病，是我们可以做的。

（4）设施方面：打造一流的住院条件、检查设备和就医环境，使患者感觉温馨、舒适。

（5）服务方面：改造流程，美化环境，提升态度，改善饮食，加强沟通，减少抵抗，增进互信，解决停车问题，做好网站、微信、报纸、电视等推介、服务和说明，让患者在整个就医过程体验愉悦。

## 四、做好品牌维护

### 1. 提高知名度

（1）借名争名：获得社会上有影响力名人的认可，为其提供医疗服务，利用名人的社会影响力提升医院知名度。

（2）借机得名：利用服务大规模的体育比赛、博览会、社会公益活动等有利机会，做好医疗服务，扩大宣传，提高知名度。

（3）借冕增名：借助重大历史事件，利用重要人物的活动和新闻媒介这个无冕之王的传播活动，来扩大医院声誉，提高知名度。

（4）借名扬名：设法与国内外知名医院建立联系，提升医院技术水平、管理水平和服务水平，扩大医院知名度。

（5）借台立名：利用社会上公认度较高的业界评比、排名，宣传医院，利用大家广泛认可的平台树立医院知名度。

（6）借名传名：患者是医院服务的最直接受益者，也是最好的宣传者，借患者口碑传名，同样能很好地提升医院知名度。

**2. 提高美誉度**

医院一旦形成一定知名度和美誉度后，医院的影响力就会扩大。而这其中谁的形象好、名气大、实力强，谁就拥有更大空间和更多认可。提高美誉度还要巩固可接受者中的继续就诊人群，因为他们是医院形象和品牌的忠实拥护者和最好宣传者。

**3. 提高忠诚度**

巩固可接受者，引导不接受者，争取易忽略者是提高忠诚度的重要一环。我们用好《丽水市中心医院真情问卷调查表》，根据患者真实反馈认真整改，服务好继续就诊人群，逐步提升居民的忠诚度。

**4. 提高参与度**

人人都是营销专家，医院每位职工的技术、言行和对医院的忠诚度都会影响周围的人对医院品牌的印象。

【小结】优秀的医院往往会从各个方面打造品牌，努力在公众中树立良好形象，使患者在就医过程中留下深刻印象，使之更加信任医院。打造一个好的医院品牌，最重要的就是要赢得患者对医院品牌价值观的认可，形成品牌忠诚。品牌的打造对医院发展具有极其重要的推动作用，但品牌的创建和形成却是个漫长而艰辛的过程，需要持之以恒、锲而不舍地去创建和维护。

（韦铁民　谢剑锋）

# 第二章

# 医院人文建设

## 第一节　医院文化建设的实践

【背景】医院文化建设是医院生存和发展的内在推动力，是医院可持续发展的重要保证。优秀的医院文化有利于营造积极向上、团结和谐的氛围，有利于提升医院的管理水平和服务水平，进而促进医院的整体发展；滞后的医院文化则阻碍医院的改革、创新和发展，使医院止步不前。

【问题】①医院领导对医院文化定位不清，职工对医院文化内涵认识模糊；②医院文化的建设缺乏目标和体系，流于形式，内容雷同。

【做法】医院经过 40 年的逐步实践和不断提炼，形成了自己的医院文化内涵和体系。

### 一、对医院文化内涵的基本认识

医院文化有广义和狭义之分。广义的医院文化泛指医院主体和客体在长期医学实践中创造的特定物质财富和精神财富的总和。狭义的医院文化则指医院在长期医疗活动中逐渐形成的以人为本的文化理论、价值观念、生活方式和行为准则等。要建设自己的医院文化体系，医院管理者就必须对医院文化有自己的认识。我们对医院文化的认识：医院文化是医院的精神支柱和精神风貌，涵盖医院管理的各个部门，贯穿医院运行的各个环节，体现在医院价值观、服务理念、组织形式、管理风格、建筑风貌和职工素质、修养以及人际关系等各个方面。

## 二、提炼精神、院训、愿景、使命

医院在长期发展实践中形成了自己特有的文化底蕴和文化内涵，如今我们将这种底蕴和特色凝练为"敬业惟精、协同惟和、创新惟绩、务实惟信"的医院精神、"面对生命，我们尽心尽职"的院训、"患者满意、职工爱戴、同行称赞、政府放心、社会推崇"的愿景、"建最好的区域性医院，有影响力的地市级医院，为区域内居民提供最好的医疗服务，最好的人文关怀"的使命。

## 三、建立医院的文化体系

医院精神、院训、愿景和使命是医院文化的核心价值观，是医院发展的精神动力和灵魂支柱，影响着全院干部职工的价值取向和行为理念。医院高度重视文化体系的建设和发展，在提炼、构建医院文化核心价值观的基础上建立了涵盖意识文化、行为文化、制度文化、环境文化、安全文化、创新文化、廉政文化和节约文化等八个方面的医院文化体系，医院文化条理清晰，指导性强，目的明确。

**1. 意识文化**　优秀的医院文化必然重视思想意识的引导。现阶段优秀的医院意识文化培育应包含"敬业奉献、诚信医德、团结和谐"等几个方面。敬业奉献是做好医院工作的精神保障，诚信医德是做好医院工作的品行之本，团结和谐是做好医院工作的环境基础。

加强医院意识文化建设，必须注重加强干部职工理想信念的教育，着力培育大家敬业奉献的意识；经常性地开展党风党纪、廉洁从医、诚信医德、人文关怀等方面的教育，组织好各种评先评优表彰活动，着力培育职工务实守信的医德之风；反复向全院干部职工强调团结和谐的重要意义，建立起领导班子成员间、干部职工间良好的沟通机制，加强领导与职工、科室与科室、职工与职工间的合作交流，充分发挥大家的工作智慧和积极性，营造团结协作、和谐融洽、生机勃勃的工作氛围。

**2. 行为文化**　意识是导向，行为是意识的延续。光有意识引领而无行为支撑，再好的意识文化也只是空中楼阁。现阶段优秀的医院行为文化培育应包含"待人接物、行医举止、医疗水平"等几个方面。待人接物和行医举止是一种礼仪，其核心是尊重，它直接影响患者的就医感受。医疗水平则是一种专业底蕴，是百姓选择就医的最重要考量依据。

加强医院行为文化建设，一是要积极培育"微笑服务 温馨医疗"的理念，关注患者内心感受，注重细节服务，保护患者隐私，提供便利医疗，给予患者更多人文关怀及就医过程的便利；二是要非常注重医护人员专业水平的提升，通过个人专业知识学习、外送进修和内请培训等方式，着力提升医护人员的专业水平，接轨国内外先进技术，紧跟医学发展，让区域内人民群众分享医学进步带来的益处。

**3. 制度文化**　制度是一个组织和团体要求成员共同遵守的办事规程或行动准则，是保障医院良好运行的重要因素。制度的优劣直接影响单位的发展，制度的执行直接关系单位的生存。现阶段优秀的医院制度文化应包含"制订制度、执行制度、评价制度、修改制度、维护制度"等几个方面。其中制订制度是基础，如果没有一套行之有效的制度，医院管理就会混乱，甚至造成重大损失。执行制度是核心，有制度无落实等于零。评价制度是重要环节，因为制度的完善必须要经过反复评价和反复修改。修改制度是提升，一个好的制度必然是紧跟时代发展，需要不断修改完善的。维护制度则是铁的规矩，因为对医院而言，制度就是患者的性命，是前辈的经验总结，任何违背制度的结果都有可能付出生命的代价。

加强医院制度文化建设，一是要高度重视医院制度的制订和完善，并能根据医院的发展修订和增订新的管理制度；二是通过奖金辅助制度建设，加强对科室制度执行的考核，将科室制度落实情况与个人薪酬挂钩；三是注重对制度的评价，主要看其是否符合医院发展需要，是否能够调动职工的积极性；四是在原有制度的基础上，关注制度运行情况，及时修订和完善与医院发展不适应的制度；五是在照章执行上下功夫、花力气，努力做到领导干部率先垂范，全体职工认真执行，以维护制度的权威性和严肃性，杜绝网开一面。

**4. 环境文化**　环境文化是医院实力与影响力的直观体现，是医院树立良好形象的物质保证。白、冷的医院建筑缺乏感情，会让患者产生冷漠感；而布局合理、设施完善、功能齐全、方便舒适、温馨整洁的诊疗环境，则能给患者心理抚慰，让医生心情舒畅。现阶段优秀的医院环境文化应包含"建筑风貌、服务设施、流程设置、环境卫生"等几个方面。其中建筑风貌是主要内容，一流的医院建筑可以内外兼顾，做到美观与功能、单体与环境、建筑与结构的完美统一。服务设施是重要补充，其包括科室设置、就医环境、装修档次、住院条件及治疗、诊断设备和相关辅助设施的配备。而流程设置和环境卫生则是环境文化的具体细节和直接体现，与患者就医感受密切相关。

加强医院环境文化建设，一是要对医院未来发展和院区布局做出整体规划，并对停车、交通和管网进行详尽设计，同时学习国外医院先进的色彩理念，采用温馨、耐看的颜色为主色调，用不同颜色来区分不同区域，在整个院区形成崭新的视觉文化；二是大力推行宾馆式人性化服务，通过增添大量就医自助设备，统一宣传栏和各种人性化设置营造温馨的就医环境，给患者提供最优的就医体验；三是围绕患者实际需求，科学、人性化地设置就医流程，进一步提升医院服务效率，确保各就医环节的通畅运行，减少患者排队等候和往返时间；四是改善院区卫生条件，尤其是厕所卫生，给患者就医提供良好环境。

**5. 安全文化** 安全文化是指单位在长期安全生产和经营活动中逐步形成的或有意识塑造的且被职工广泛接受并遵循的具有单位特色的安全意识、安全制度、安全行为和安全管理奖惩机制。

加强医院安全文化建设，一是在职工中积极倡导"争做防火勇士，不做救火英雄"的理念，强调医疗安全和生产安全的重要性，要求职工心中始终绷紧医疗安全和生产安全这根弦；二是不断完善医疗安全、综合治理、安全保卫、安全生产、消防安全、药品安全、放射安全和物品安全等管理制度，做到安全管理有章可循，有规可依；三是平时认真做好安全医疗和安全生产的教育培训，警钟长鸣，同时注重业务流程改善和质量提升，不断规范操作程序，强化职工安全行为；四是围绕安全医疗和安全生产等方面建立较为完善的院科两级安全责任追究机制，狠抓各类安全（隐患）事件的报告、总结、评价和持续改进工作，将相关落实情况与奖惩考核直接挂钩。

**6. 创新文化** 在信息化时代，创新已成为成功企业的核心竞争力之一。创新文化是指培育创新的意识、环境和氛围，具体包括医疗技术创新、管理制度创新、激励制度创新、服务理念创新和服务流程创新等。

加强医院创新文化建设，一是每年开展新技术、新项目评审，鼓励科室和个人紧跟医学发展的前沿，积极引进和开展领先的医疗技术，努力将下级医院不具备条件开展的项目做大做强，成为学科特色；二是积极进行制度改进和建设方面的创新，利用各种现代化管理方法、手段和模式的应用、引进和改进提升医院管理水平；三是建立医院创新评奖和激励机制，每年开展医疗和行政后勤管理创新奖评选，对相关创新项目进行奖励，鼓励临床科室和行政后勤等职能部门技术创新；四是进一步创新服务理念，增强全院干部职工的服务意识和人文精神，使医院服务跟上时代发展，满足公众要求；五是进行组织结构调整、工作流程改造等方面的创新，进一步提升工作能力和效率，以更好地适应医院快速发展的新要求。

**7. 廉政文化** 医院廉政文化建设是医院正常运行和快速发展的重要保障。医院廉政文化包括廉政制度、廉政意识、廉政氛围和廉政行为等内容，其核心价值观是廉洁行医、干净做事。

加强医院廉政文化建设，一是结合医院特点和工作实际，先后制订了《关于严禁收受回扣的规定》《招标采购管理制度》《职工奖惩制度》等一系列廉政制度，同时加强医德考评和机制约束，强化对重点部门、重点环节和重点人群的约束和监管，廉政问题采取一票否决制；二是重视廉政意识培育，加强对干部职工廉政意识的培育，引导大家正确认识医院可能存在的腐败问题和现象，提高大家拒腐防变的能力，使大家不想腐，不能腐，不敢腐；三是加强医院廉政氛围的营造，积极倡导廉洁行医、健康向上、爱岗敬业的医院风尚；四是警钟长鸣，努力使照章照规办事成为医院干部职工必须遵循和恪守的行医原则。

**8. 节约文化** 医院节约文化建设是医院运行的重要一环，对医院实现可持续发展具有重要意义。平时大家可能更多关注的是如何"创利"，但实际上"节约、省钱"也是另外一种形式上的"赚钱"。这里的"节约"不仅仅是指水电的节约，更多的还是指规范医院的支出管理，转变医院的收入结构，提升部门的工作效率等等。创建医院节约文化是一个长期的过程，需要反复灌输，使"节约、省钱"的理念深入每位职工的脑海，并成为每位职工的自觉行动。节约并不是降低医院对患者的服务水平，而是通过塑造节约理念，形成节约行为，提升医院的运行效率和管理水平。

加强医院节约文化建设，要注重以下几个方面的具体工作：一是加强人力成本控制，严格控制人员数量，提升人员质量和工作效率；二是抓好日常开支管理，做好水电、办公耗材、房屋局部维修和改造、设备维修等方面的节约工作；三是严把物资采购关卡，做好日常物资、耗材、设备和药品等采购前的价格咨询和需求统计工作，做到物美价廉，物有所值；四是做好科室财务分析和新设备使用效益分析，帮助科室研究成本控制点、经济增长点和有效的管理措施；五是不断改进和调整科室收入结构，降低药品和耗材的使用量；六是加强基建管理，强化设计管理、变更管理、用材管理和签单管理，增强相关人员成本节约意识；七是进一步加强合同管理，充分发挥合同中附加优惠条款的作用；八是进一步加强内审管理，继续构筑好医院内部审计防火墙，充分发挥医院内审在医院经济管理、投资控制和成本节约方面的监督管理作用；九是逐步建立高效运行机制，提高医院资源的利用率和部门的工作效率以及管理水平。

【小结】 通过加强医院文化建设，加深了职工对"敬业惟精、协同惟和、创新惟绩、务实惟信"的医院精神和医院文化的认同，职工敬业意识得到进一步提升，很好地营造了和谐的环境和氛围，医院发展充满了生机和活力。

医院文化建设积累的体会：

**1. 文化建设要因地制宜，适当超前** 医院文化不能照抄照搬，各家医院其文化内涵和精髓都是不一样的，因此，医院文化建设必须因地制宜，适合自身医院发展特点和实际情况。适当超前是指医院的文化意识要适当超前于社会大众的意识，这样才能增强职工的责任感、使命感和归属感，并获得社会的认可，有助于形成良好的口碑。

**2. 文化建设要围绕核心，塑造精神** 医院文化建设的核心是提炼和凝聚医院的精神，医院精神决定着医院和职工的价值取向、行为理念，是凝聚和激励全院职工前行的旗帜，是医院发展的精神动力、支柱和灵魂。塑造医院精神应着力引导职工树立正确的人生观和价值观，把个人价值取向与医院、社会总体目标的实现和价值取向统一起来，使医院文化建设从形式和内容上由"虚"变"实"，从而解决医疗卫生工作"为谁服务"和"怎样服务"的问题。

**3. 文化建设要以人为本，注重细节**　医院的服务对象是人，如果医院文化建设离开了人，任何举措都是空谈。坚持以人为本是优秀医院文化赖以建立、保持和发展的重要前提，也是优秀医院文化得以维护、延续、发展和进步的基本保证。医院文化囊括了医院运行的方方面面，其能否得到干部职工的认同，关键在于是否植根于群众中，即医院文化建设是否有群众基础，医院领导是否起到引领作用，是否形成了良好的文化氛围。

**4. 文化建设要持之以恒，反复灌输**　思想重复一千次就变成信念，行动重复一千次就变成习惯。医院所倡导的理念和行为要得到职工的认同，需要反复教育、反复宣传、反复灌输、反复实践、反复推动，并根据形势的变化不断修正，不断丰富，不断创新。因此，医院文化的培育、形成是一个共同取向、共同遵循、共同维护和共同推进的过程，它需要一代人甚至几代人的共同努力和付出。

（韦铁民）

## 第二节　医院职工人文素养内涵的提炼和培育

**【背景】** 医院职工人文素养是医院的软实力，直接或间接体现着一家医院整体医疗服务的水平。医院犹如一个大家庭，职工人文素养好，工作氛围和谐团结。反之，工作氛围差，大家小肚鸡肠，斤斤计较。好的人文素养不会一夜形成，需要长时间的培养。医院管理者除了要为职工创造一个好的工作环境外，还要注意职工人文素养的导向和提炼，积极树立和宣传标杆性的人物及事件，使之成为表率，从而带动大家正面积极的价值取向。因此提炼优秀的人文素养内涵，培育提升职工的人文素养是医院管理者要常挂心中的事。

**【问题】** ①管理者忙于应对平日繁杂的工作，缺乏对职工人文素养的提炼和培养，对人文素养内涵理不清；②职工不注重自我素养的修炼，服务意识差，导致整个医院工作及文化氛围差，缺少团队精神和敬业精神。

**【做法】** 职工的人文素养培养具体体现在医院价值观、服务理念、组织形式、管理风格、职工素质、修养等各个方面，直接影响职工的人生观、价值观、劳动观、责任观、执行观、团队观、人际观、学习观等。

## 一、培养阳光心态

一个人，如果内心消极悲观，一根稻草足以将其压垮；一个人，如果内心积极进取，即使身处逆境也能在风雨之后迎来彩虹。一个富有文化，朝气蓬勃的医院，一定非常重视职工阳光心态的培养。因为，拥有阳光心态的职工会正向思考、努力前进、表达积极，一心为医院发展；反之，只会负面思考、畏缩后退、表达消极，阻碍医院发展。

## 二、培养正确的价值观

常有医生问："我的价值在哪里？"是否只有声名卓著的专家才有价值，默默工作的医生就无价值？实际上，价值与声名无关，一个人要实现自己的价值，必须找准适合自己的位置，做好每件该做的事，在团队中发挥应有的作用。

医生是个崇高的职业。对医生而言，在患者中传颂，被同事认可，让领导放心就是其价值的体现。我们需要做的是帮助员工寻找自己的价值，实现自己特有的个性价值。

## 三、培养服从和执行意识

一个合适的计划或战略，如果没有有效地执行，会导致整个计划的失败；有效地执行不仅可以保证一个合适的计划成功，而且还可以挽救一个不合适的计划，或者减少损失。对于职工来说，衡量其是否一流的最重要标准就是看其是否能积极完成任务。积极完成任务是一名职工最基本的职业素养。应该说，一流的执行力成就一流的职工。实践证明，一家医院，只要科主任、护士长不折不扣地带领下属执行院部的战略、计划和要求，成效就大，事故就少，效益就大，科室就兴旺发达！

## 四、培养任劳不怨的意识

现今的时代不是天上掉馅饼的时代，要吃好馅饼只能靠自己的努力拼搏。天赋、勤奋和机会是成功的三要素，其中天赋和机会都不是人想变就能变的，人唯一能变的只有勤奋。勤奋劳动的人，可以弥补先天不足，可以赢得后天机会，可以增进交流、创造成就、获得认可。如果缺乏勤奋、细心的劳动，再有才华的人也仅仅是华而不实。因此，高标准要求自己，一丝不苟地做事是一个医务工作者不可或缺的必备素养。

### 五、培养责任意识

责任是一种与生俱来的使命，承担责任的大小决定了人生意义的大小。人只有担起责任，才能激发工作热情，焕发人生的价值。对于一名医院普通职工而言，根据医院规章和职责，对患者和自己的工作负责是立足职场并做出成绩的基础和保障。它不仅要求职工在危急时刻争当救火英雄，更需要在平时做好工作，防患于未然，做一名防火英雄。

### 六、培养正向的思维能力

当前，医院一些职工总习惯从自己的层面思考问题，习惯于用消极的心态看医院的工作计划，遇事喜欢找理由找困难，常常阻碍了医院正确决策的贯彻执行。在各行各业，敬业都是基本素养，只有敬业才能获得认可。作为中层干部应积极理解医院的计划，引导职工正面看待医院的未来布局，并在平时的工作中起到表率作用。普通职工是医院计划的具体执行者，更能深切体会到医院发展对于自身发展的好处，更应该以积极的心态，团结一致，向目标迈进。

### 七、培养团队精神

团队虽然由个体组合而成，但并不是简单的人群组合。真正的团队，成员间心理上相互认知、相互扶持，利益上相互联系、相互依存，目标上有共同追求。团队成员间是能力的互补和接力，每个人都做自己擅长的事，每个人都有强烈的事业心和共同的价值观。在医院运行过程中如何打造一支高绩效的职工团队，科主任的作用非常关键，因为科主任不仅是团队的成员，更是团队的领导。聪明的科主任要懂得适时向下级授权，把科室力量凝聚成合力，为团队制定挑战性目标，并善于赋予科室成员使命感。此外，科主任还要懂得正确认识团队成员间的差异性和互补性，学会合理分工，合理分利，给下属发展空间。作为普通职工应怀有团结精神，不在团队中拖后腿，分裂团队，积极与团队配合才是实现自身工作价值的必要条件。

### 八、培养正确的人际关系

一家单位，最重要也最难处理的关系是同事关系。好的同事关系让人如沐春风，能很好地促进工作开展；差的同事关系令人如坐针毡，会极大地阻碍工作开展。妥善处理同事间的关系，把握以下三点非常重要。一是正确面对上级，我们要端正立场、勤于汇报、把握分寸，只有了解上级，多备方案，做出业绩，才能真正让领导放心、安心；二是同级相处，要善于说赞美的话，能寻求与反对者的共鸣，用共同的目标促成合作，同时坚持高标准做事，低调做人，远离小人而不得罪小人；三是与下级相处，要多做平台，少当拐杖，多些指导，少些发号。一个优秀的上级既要有权威、懂拒绝，还要会赞美、善鼓励。只有这样，才能更好地激发下级的主人翁意识，带领他们走向成功。赠人玫瑰，手留余香，只有学会相互尊重、相互赞美、保持尺度、相互团结和懂得感谢，才能拥有最佳的同事关系。

### 九、培养正确的学习观

智者能将别人头破血流的教训变成自己的经验，愚者却非要撞得头破血流才会总结自己的经验。任何一家有深厚文化功底的医院都是崇尚科学、崇尚知识的，学习的氛围从上到下，从长到幼都非常浓厚。医生是一个需要终生学习的职业。《中国医师宣言》第六条"终身学习"中明确写到"医生要持续追踪现代医学进展，不断更新医学知识和理念，努力提高医疗质量；要保证医学知识的科学性和医疗技术应用的合理性，反对伪科学，积极向社会传播正确的健康知识"。成为名医，除了要有天赋素质和学习积累外，还要能将实践中的感悟总结与专业知识很好地衔接，具有宽广的视野和独到思维及诊断方式。而这一切都需要我们不断地学习、感悟和提高。因此，选择医生这个职业也就是选择了终身学习的艰苦过程。

### 十、培养助人为乐的精神

医学作为一门人类生命学科，除了具有鲜明的专业性和技术性外，还蕴含着浓厚的人文精神。面对疾病与垂危的生命，有时一位医生真正能做的非常有限。所以，我们"有时去治疗，常常去帮助，总是在安慰"。当医生，不仅要会治病，更要会爱人。因为托付生命需要信任，需要爱，医生最大的敌人是冷漠，最有用的药物是爱，最需要给患者的是相处时间。俗话说，得到他人关爱是一种幸福，关爱他人更是一种修养和境界。对他人的关怀能提高您的影响力，能促进双方的有效沟通，甚至可以弥补医疗的不足。

【小结】医院人文素养内涵的培养要结合医院自身的文化特点和当地的人文特色，必须因地制宜，符合实际，同时以人为本，注重细节。只有这样，培育人文素养才不是高远的空谈，才能被职工所接受。人文素养内涵的培养是一个长期的过程，在提炼好优秀的人文素养内涵后要注重培育的方法和切入点并持之以恒，还需要领导和职工的共同认可和维护。人文素养与医院文化建设有非常重要的内在联系，优秀的人文素养需要医院领导有清晰的观念，身体力行并且潜移默化的去影响职工。优秀的人文素养必将促进优秀的医院文化建设，优秀的医院文化与个人文化素养相辅相成，一家重视人文素养培育的医院才能取得长远和谐的发展。

（韦铁民）

## 第三节 提升职工素养的抓手

【背景】干部职工是医院发展的基石，加强干部职工综合能力和人文素养的提升在医院管理中显得尤为重要。干部职工的素养直接影响工作质量和服务水平，影响着医院医疗服务的整体形象。职工素养的培养提升是一个长期的过程，必须持之以恒，反复倡导，不仅要有优秀内涵的提炼，也要注意如何有效提升的方法。

【问题】①许多单位举着提升职工素养的"大旗"搞运动，热一阵，冷一阵；②空谈职工素养，无优秀素养内涵，无举措，无切入点，无方法和手段；③职工素养提升不能持之以恒，成效不大。

【做法】医院在多年对干部职工人文素养内涵提炼的基础上，探索建立了一套行之有效的职工人文素养培养方法。

## 一、提炼优秀人文素养的内涵

人文素养的内容和内涵是医院管理者经过实践、感悟、提炼的文化精髓，是对职工思维、行为正向积极的引导。成熟的人文素养内涵无论是在工作中还是在生活上都能帮助职工拥有更加成熟的心态（见《医院职工人文素养内涵的提炼和培育》）。

## 二、提炼医院精神、院训、愿景和使命

医院的精神、院训、愿景和使命等是医院长期发展以来形成的目标导向和行为准则。干部职工需要时刻牢记和感悟，加强理解和学习，才能以更好的心态和态度投入到工作中。

## 三、医院领导核心层带头表率

提升医院职工的人文素养不是空话，作为医院的领导核心层，首先要在平时的工作和生活中谨言慎行，带头表率，在待人接物上有理有据，让人信服。只有这样，才能更好地引导职工改变自身的行为。

## 四、发送人文修养短信，熏陶感染、潜移默化

搜集人文修养、品德涵养、反腐倡廉、箴言感悟等资料，编撰成短信每周定期发给干部职工阅读学习。短信内容追求可读性、及时性，生动活泼，哲理意蕴浓厚。将人文修养内容以一种灵活、轻松、简单的方式深入干部的阅读视野，让干部职工在轻松阅读中起到潜移默化的教育作用。

## 五、编发《人文·修养》手册，开设《修养园地》论坛，弘扬医院文化精神

成立《人文·修养》手册编辑指导委员会和编辑委员会，定期编发《人文·修养》手册，手册开设了《清风廉雨》《做人哲理》《医界楷模》《患者心声》《微信采撷》等栏目，刊登各类精选文章供干部职工学习，其中《患者心声》真实地反映了患者对医院各项工作的评价，对干部职

工起到鞭策和鼓舞的积极作用。在"OA"办公系统中开设《修养园地》论坛，干部职工可以在此交流工作心得，抒发心灵感悟。

### 六、每月专题学习，加强职工教育

坚持每月分别下发科室和党支部专题学习资料，学习内容以时事政治、人文哲理、医德医风、模范先进事迹等为主。为切实落实和抓好学习工作，医院将科室月学习情况纳入责任目标管理考核内容；党委将各党支部的月专题学习情况列入规范化党支部考核评分。

### 七、每年开展职业道德专题讲座

暑假读书会上请专家做职业道德专题讲座，每年举办专题道德讲堂、人文素养提升专题讲座和廉正廉洁专题讲座等，定期组织职业道德理论考试，对新进职工进行为期两周的岗前职业道德培训。

### 八、模范人物评选，树立先进典型

成立模范人物评选领导小组，每年年底在全院范围内开展以"爱岗敬业，服务群众"为主要内容的"年度模范人物"公开推选活动。对获奖的年度模范人物进行表彰和奖励，宣传模范人物先进事迹，树立模范人物技术精湛、追求卓越、爱岗敬业、无私奉献的良好形象，在全院形成积极向上的良好氛围。

### 九、开展兴趣小组活动，陶冶职工情操

医院工会坚持开展书法、花卉、棋类、摄影、球类、自行车骑游、舞蹈、文学等兴趣小组活动，组织干部职工在业余时间参加各种活动。年终，各组进行擂台比赛，对获奖者予以通报和奖励。通过活动开展，陶冶了职工情操，丰富了职工生活，增强了职工的凝聚力。

【小结】以提炼优秀人文素养内涵为导向和出发点的多形式学习教育培训积极传播了正能量，使医院干部职工在思想理念、服务意识、待人接物等人文素养方面得到了极大提升，有效激发了全院干部职工学习专研、爱岗敬业、和谐团结的精神和工作热情，塑造了医院行业的新风尚。

提高医务人员人文素养是医院文化建设的重要部分，也是发挥大家

主观能动性，促进医院稳步发展的重要内容。我们所倡导的人文素养，是经过反复感悟和实践的。提升职工人文素养，也就是让"面对生命，我们尽心尽职"成为职工的行医基本准则，使"敬业惟精、创新惟绩、协同惟和、务实惟信"成为医务人员职业活动和日常事务中所体现出来的一种固有素质和修养。

（苏艾华）

## 第四节　真情反馈——调查贵在真情

【背景】　患者满意度是患者对医院医疗技术水平和医疗服务的认可程度，主要体现在医疗水平、服务态度、就医费用、就医环境、就医流程等方面。患者满意度与患者在接受科室医疗供给过程中的主观体验密切相关，涉及服务提供的诸多环节。如何在繁杂的信息中听到患者真实的心声，是医院管理者必须思考的问题。一家好的医院应时刻倾听患者的反馈意见，并以此作为提升服务质量的动力与目标。

【问题】　①征求意见和就医体验反馈单设计不合理，范围宽泛、内容空洞、没有全覆盖；②医院为了应付上级检查而开展此项活动，对于患者的意见反馈不重视或流于形式，反馈后无整改措施。

【做法】　医院通过借鉴和学习新加坡等国内外医院的管理经验，结合自己医院医疗服务的实际情况，采取了以下措施。

（1）设计《丽水市中心医院门诊真情反馈表》和《丽水市中心医院住院真情反馈表》。

（2）每月定期向门诊和住院患者发放调查问卷，每期发放门诊患者调查问卷 50～100 份，病区调查问卷 510 份，确保每个部门全覆盖。

（3）问卷内容涉及医护人员的医疗护理、医疗技术、医疗护送、医技检查、医患沟通、服务态度、文明举止、健康教育、病房环境、食堂送餐、护送检查员工作等 60 多项具体内容，如"预约接待护士是否主动？""医生接待是否热情？""医生查房是否认真？""被服是否清洁？""医生是否主动告知您的检查结果？""各项检查安排是否合理？""手术安排是否及时？"等。问卷覆盖面广，监督性强，内容具有针对性和真实性。

（4）问卷表定期通过第三方（医院志愿者服务人员）向患者发放填写，当场收回。所有问卷均不经过科室工作人员，直接由志愿人员即刻收回，体现了调查的真实性，能客观、真实地反映患者对医院的评价，反映了患者的真实感受，为医院全面了解患者的就医感受和提升医院的服务工作提供了有效资料。

（5）医院对收集的《丽水市中心医院门诊真情反馈表》和《丽水市中心医院住院真情反馈表》定期进行汇总分析，做成 PPT 课件，院领导在中层干部会议上进行分析点评，指出工作中存在的缺陷和不足，明确改进的方向。

【小结】由志愿者进行的真情反馈调查，能获得患者对医院更加客观、真实的评价，充分反映了患者对医疗服务的真实感受和意见建议及需求倾向，有助于医院了解和掌握医疗服务中存在的薄弱环节，为医院全面了解患者的就医体验和提升医院的服务工作提供了第一手的真实资料。

真情反馈调查设计要有三种目的：一是调查表设计要带有医院对于患者的真实感情，是为了让患者感受到医院的关怀；二是调查表要反映患者在医院就医的真实情况；三是调查表设计要有目的性和针对性，其调查内容实际上是在监督医院职工的行医行为和服务行为。要达到上述三点目的，真情反馈表在实施过程中必须做到以下几点：①调查表的内容要通俗易懂，可涵盖医院的方方面面；②参与调查的人员必须是第三方的患者或家属；③回收后应对调查结果进行统计分析，对不足之处要督促持续整改。

（苏艾华）

# 第五节　办好医院院报

【背景】医院院报是医院对外宣传的重要平台和载体，院报的质量和可读性是院报存在的基本价值。作为一份具有医疗导向性的医院院报，内容必须严谨、科学，要真正服务百姓，传播医学科普知识，消除伪科学，合理引导百姓树立科学就医的理念；同时让百姓了解医院发展，了解专家团队，了解先进技术，方便百姓就医。

**【问题】** ①院报读者对象不明确；②院报内容针对性和服务性不强，版面、版式设计理念落伍，没有吸引力；③院报稿件内容的新闻性和医疗的专业性融合不够。

**【做法】** 《丽水市中心医院院报》编辑部近年来把"传播医学知识，关注医院发展"作为办报的出发点，通过明确院报读者对象，针对读者需求重新调整版面内容，确定版式基调，总结出了一套成功的办报经验。

### 一、明确读者对象

通过多年观察，院报主要的读者对象是广大百姓和患者，因此院报要尤其注重对院内患者及家属的科普宣教，院报院内发行份数也从原来的 1700 份增加到 10000 份。读者对象的明确，为院报内容的筛选和版式风格的确定指明了方向。

### 二、加强版面内容的服务性和针对性

（1）更加注重医学科普知识的宣传，更加关注百姓的需求，从百姓的角度出发，让"百姓想了解什么，想知道什么"成为报纸内容的主题。季节变化如何用药及养生是百姓的最爱；各种卫生宣传日是普及医学知识的最佳时机；老人、孩子、孕妇是最需要关注的人群……

（2）更加注重推广医院先进的技术，注重宣传品牌学科和特色专科，专门开辟科室介绍和专科介绍栏目，把科室的先进技术和专家推荐给广大百姓患者。

（3）更加注重百姓就医的便捷性。及时更新专家门诊时间、就医流程、门诊就诊导向标识、各科室预约流程和各类预约方式等。

### 三、医疗与新闻相结合，将文字错误降到最低

编辑部的编辑人员大多为新闻、汉语言专业毕业，对文章的新闻性和文字的编辑方面能够进行专业的把关，但欠缺的就是医疗相关专业知识的把握。为此，又特别制定了报纸编辑的"五审"制度。我们的五审，即通讯员撰写稿件，宣传科编辑人员一审；宣传科负责人二审后，送各科室主任审核为三审；报纸编辑完成后送院办公室、党委办公室主任四审；最后院长、书记五审。编辑人员和科室专业人员的修改以及院领导

的层层审核把关，使文章在新闻专业与医疗专业上得到很好的对接和融合，既体现了新闻的可读性和实用性，也体现了相关医疗知识的专业性和严谨性。

### 四、版式设计国际化，更具吸引力

（1）学习国外报纸新闻版面的编排，大胆使用大的新闻图片。图片新闻具有更强的视觉冲击力，而简短文字更能集中表达一个主题，更符合百姓快速阅读的心理，为整个版面增加了许多灵气和视觉冲击力。

（2）更加注重八个版面整体效果和色彩搭配的协调性。一张色彩搭配精致、新颖的报纸，会让人赏心悦目，有继续阅读的欲望。医院配有专职设计人员，负责对报纸版式、色调进行重新调整。

【小结】院报作为宣传医院医疗技术、医院发展和文化建设的一个重要载体，逐月详实记载着医院的方方面面。医院院报只有明确了读者对象，才能有针对性地设置院报内容，在医患间架起沟通桥梁，在发挥舆论导向、树立医院良好形象、推进医院中心工作、突出医院特色、引导百姓科学就医等方面发挥重要作用。

（周悦华）

## 第六节　度过焦虑的术前等候

【背景】手术患者进入术前准备室期间，易产生不安、孤独、焦虑、恐惧等常见情况，术前的不安对患者身心健康和对手术的耐受都会产生一定的影响。因此加强术前准备室的人文关怀是围术期患者管理的重要一环。

【问题】①患者在术前准备室等候时易产生焦虑、不安、孤独、恐惧；②医院人文关怀不到位。

【做法】入手术室后的术前等待尽管时间很短，但对于术前等候的患者来说"时间却很长"。如何做好人文关怀，是手术室管理的重要内容。

### 一、等候环境改造，消除患者的恐惧

（1）术前准备室整体装修风格温馨，灯光柔和，设置了优雅、舒缓

的背景音乐，根据需要播放，可以减轻患者的紧张情绪，帮助患者放松心情；

（2）各种基本设施标识清楚，独立的小卫生间解决了患者因等候紧张而引发的内急；

（3）配置多功能转运车、折叠输液椅和轮椅，满足不同手术患者在手术等候和转运时的需求；

（4）专用的暖箱为患者提供温暖的盖单；

（5）增设手术患者沟通板，便于和语言障碍者进行书面沟通；

（6）个性报刊杂志架：报刊杂志架上放置术前健康教育资料，让患者在阅读中等待，时间不再漫长，减轻心理压力。

## 二、温馨医疗关怀，让患者感到安全

（1）专业护士负责接待手术患者，对手术患者进行身份核查，完成静脉输液和术前抗生素的使用，协调手术间和病房护士的工作，安排手术患者的接送工作；

（2）评估患者病情，安置适当体位，提高患者舒适度；

（3）进行健康知识宣教和心理疏导，内容涉及各种与手术有关的医学常识，术前准备要点和术后注意事项等，帮助其放松情绪且有信心地参与手术配合。

## 三、规范文明敬语，患者感到被尊重

（1）称呼用语：有身份的领导称呼职务名，年长的称叔叔（阿姨），年幼的称小朋友。

（2）迎接用语：您好！您叫什么名字？请您把手腕带给我核对一下。有没有吃过东西？我看一下您的手术部位好吗？

（3）输液用语：因手术需要，我给您打针，请不要紧张，有一点痛，一会儿就好。您以前有什么药过敏吗？

（4）安慰用语：针已打好，转运床较窄，请您躺好，有什么不舒服，请您告诉我。您这类手术我院的医生已经做得很熟练了，您不用紧张，他们会非常小心。

（5）礼貌用语：患者有不满意时——对不起，谢谢您给我们提出批评意见，我们将尽快整改。

【小结】加强术前准备室的人文建设，使患者一进入手术室就有被关心、被尊重的感觉，明显地改善了手术患者的心理状态，减轻了对手术的"白色恐怖"。人文关怀同时也让患者从医护人员亲切的言行中增进安全感和信任感，提高了手术耐受性，充分体现了优质护理的内涵。

医院对于医疗细节与医疗流程的管理看似是一个简单的过程，实际上真切反映了医院对患者的重视。手术对每位患者来说都是人生中的大事，也是人生最困难的时候，此时我们做好细节关怀会给患者带来永生难忘的记忆和感谢。

（杨碧虹）

## 第七节　接台手术医生休息室助医生体力恢复

【背景】外科医生在手术时工作强度和心理压力非常大，精神高度紧张，且经常接台手术，连续工作时间较长，在两台手术间或多台手术后往往非常疲劳。如果没有一个良好的休息场所给医生短暂的精神和体力的恢复，会直接影响下一台手术质量，甚至影响手术成败。

【问题】手术室设计忽视手术医生在连续工作后体力、精力的消耗，许多医院在手术室内缺少手术医生休息的环境。

【做法】医院充分考虑到手术人员在两台手术之间休息的重要性，在新建的手术室内专门设置了接台医生休息室。休息室装修设计注重人性化，宜人的色彩、柔和的灯光、电动可调节式休息沙发、饮水机、空调、冰箱，使休息室变得温馨而优雅，为医护人员提供了一个非常好的养精蓄锐的休息场所。

【小结】建立手术医生休息室看似一个很小的细节，但很大程度上却突显了医院对职工的人文关怀。很多医院在对待患者及家属的人文关怀方面下了很大功夫，却很少考虑到自己的医务人员。医院管理者们不仅要考虑患者及家属的感受，更要关爱自己的职工，只有这样才能更好地保障医疗质量和医疗服务。

（苏艾华　杨碧虹）

# 第八节　提升患者医疗外的感知价值

**【背景】** 患者感知价值是衡量患者满意程度的重要指标。当前医院竞争同质化，如何在提升医疗技术的基础上提升患者医疗外的感知价值，对医院增强自身竞争力，优化服务水平，提升医院口碑有着重要意义。

**【问题】** ①只注重提升医疗技术水平，而忽视了患者医疗外服务的感受；②医院除提供医疗服务外，对于患者就医过程中的心理、生理和其他需求考虑不周全、不细致。

**【做法】**

## 一、患者感知价值的概念

患者对医院的感知价值是指患者在就医过程中感知到的治疗效果、服务、心理、环境等满足程度与其为获得医疗服务而付出的时间、价值、体力、精神、风险等成本进行权衡后对医院医疗技术和服务效果的整体评价。简单地说，就是患者获得医疗综合服务效果的总价值和其就医所付出的总成本之比的结果。拥有一个可靠并持续的患者满意度将有助于医院总体口碑的提升。

## 二、患者医疗外感知价值的概念

患者医疗外感知价值是指患者感知价值中除了医疗技术价值之外的价值，主要包括服务价值和环境价值。服务价值具体表现在医务人员的服务态度、服务能力和沟通水平，以及就医流程和意见反馈机制等方面；环境价值则是指医院的整体环境、病房条件，以及卫生、停车和餐饮等方面。提升患者医疗外感知价值有助于医院在医疗市场竞争同质化现状下服务竞争力的提升，可保持和增进患者的忠诚度，提升医院口碑。

## 三、提升患者医疗外感知价值的必要性

随着社会发展，百姓经济生活水平日益提升，大家到医院看病不仅

仅满足于看上病、看好病，而且对就医过程、就医体验和医疗服务的满足感和获得感等方面提出了更多、更高的要求。另外，随着分级诊疗、多点执业、省级医疗资源下沉、鼓励民营资本发展医院、医保支付方式改革、公立医院改革等医改新政的不断深化落实，医院将不得不面临来自国家政策改变带来的外部市场冲击和内部改革的各种因素。医院自身要生存，要发展，就不能仅仅关注医疗技术水平，而要在确保提升医疗技术水平的同时，更多关注患者多方面的需求。只有让医院服务有特色，充满人性化，体现医疗外的感知价值，才能让医院更好、更快地发展。

### 四、如何提升患者医疗外感知价值

#### 1. 提升医疗外服务价值

（1）优化流程设计。有效推行诊前预约，分散就诊压力，切实解决患者反复排队等候的问题，减少其医疗外候诊时间和体力支出，优化就诊流程。建立一站式门诊服务中心和住院调配中心，为患者提供多种服务，改善患者就医体验，有效解决住院难等问题。建立出院随访制度，完善医疗后服务，积极构建和谐医患的桥梁。

（2）优化服务设施和人性化服务。从就医的各环节入手，进一步简化流程，为患者提供人性化便捷服务。如设置自助预约、自助取号、自助取片和自助打印等自助服务设备，为患者提供就医方便；设立义工服务点，更好地为患者提供咨询、引路等服务；开设"妈咪暖心小屋"，为哺乳女性提供温馨、私密的哺乳场所；改进卫生间通风结构，创建无异味卫生间等。

（3）畅通反馈渠道。医院自制《丽水市中心医院真情反馈表》，调查表内容接地气，涉及面广，随机性强，大都贴近患者实际感受，如"预约接待护士是否主动？医生接待是否热情？医生查房是否认真？被服是否清洁？"等，可为医院全面了解患者就医情况提供有效参考。为确保调查的真实性，医院采用第三方机构长期向门诊和住院患者了解就诊和住院情况，并定期将问卷结果向职工反馈，并与奖惩挂钩，持续提升医院服务质量和患者就医感受。

#### 2. 提升医疗外环境价值

（1）改造院区环境。好的院区环境能给患者一种安全感。医院非常重视院区环境改造，充分利用医院依山而建的天然优势，将医疗建筑与自然环境完美融合，院区中风景连廊繁花似锦，医疗广场绿树簇拥，众多休闲长椅和别致的景观亭则为患者放松精神和休憩提供了很好的场所。病房每个楼层都设计有宽敞的衣服清洗台和晾晒台，病房内均配备了可拉伸的沙发，白天是座椅，晚上可以拉伸成床，极大地方便了患者就医期间的日常生活。每张病床上方均装有折射灯，避免了灯光直射，更加利于患者休息。此外，医院为了让患者有个温暖宜人的康复环境，还根据不同病种，采用不同颜色来区分病区。

（2）增加患者车位。停车位也是医院的竞争力。随着医院门诊量的增长，原先的停车位数量已远远不能满足就诊患者的需求。医院在倡导职工绿色出行的基础上，将职工停车区域迁移到医疗区域外，将医疗区域内所有停车位全部让给患者，很好地解决医疗区域内停车位不足的问题。此外，医院还在病房大楼前设立电动车充电桩，方便患者电动车的停放充电。如今，医院停车楼项目正在启动，届时将彻底解决医院停车难的问题。

（3）改善餐饮环境。就餐环境和菜品质量也是竞争力。随着生活条件的改善，人们对吃的要求越来越高。为满足不同人群的餐饮需求，医院积极研发新菜品，提升老菜品，并专门提供不同的营养菜单和炖品供患者选择。除主食外，医院还提供馄饨、汤面等辅食以及打包、送餐等服务。目前，医院新的食堂大楼正在建设，相信建成后我们在餐饮方面一定能为患者提供更加优质、舒适的就餐环境和餐饮服务。

【小结】在以服务患者为中心的医疗服务大环境下，患者医疗外感知价值是医院需要重点关注的内容。医院除医疗服务外，要更加注重患者就医过程的心理感受，给予患者更多的人文关怀，满足患者医疗外的生理、心理需求。提升患者医疗外感知价值，有利于医院应对医改政策带来的市场冲击，保持患者的忠诚度，促进医院发展，提升其在医疗市场的竞争力。

（谢剑锋）

# 第九节　义工服务　关怀无限

【背景】随着社会发展，人们对医疗技术和服务也提出了更高要求。目前，我们所提供的医疗服务与百姓的需求仍然存在差距，在整个服务链中还有许多需要重视和改进的问题。我们在抓好医疗质量的同时，需更加重视人文关怀，提升患者的就医感受。而做好义工工作，让公众来为患者服务，正是提高患者就医满意度的润滑剂。

【问题】①义工管理没有统一归口部门，缺乏制度标准；②医院义工服务氛围没有形成，公众对在医院做义工不理解，义工招募困难，社会义工人数有限；③义工服务成效评价体系尚未形成。

【做法】近年来，丽水市中心医院在义工管理、招募、培训、评价、表彰等方面进行了积极探索，形成了自己的义工管理体系，医院义工工作得到义工和广大市民的认可。

## 一、加强组织领导，成立义工管理办公室

丽水市中心医院义工工作开展于 2011 年，当时主要成员为本院离退休职工。2013 年院部专门发文成立了义工服务领导小组，由主要领导任义工管理领导小组的组长，其他院领导为小组成员，设立了义工管理办公室，挂靠门诊部，下设离退休人员、共青团员、医院工会会员、党员、社会义工五大义工管理小组，统一协调全院义工工作。

## 二、多种渠道宣传招募义工

医院通过多种渠道积极招募义工，不断夯实医院义工队伍。一是整合医院内部资源，通过工会、共青团和党支部等组织进一步加大宣传，积极倡议党员、团员每人每年参与义工服务一天，使更多医院职工参与到这项爱心事业中来。二是加大内外部宣传力度，通过在门诊大厅放置招募宣传海报、展板，利用医院网站、院内电子屏、院刊、院报以及传统媒体等多种渠道加大对社会义工队伍的宣传和招募。三是积极组织义工招募进校园活动，不断加强与大学生社团对接，吸引更多大学生来院

参加义工服务。

### 三、规范培训，明确义工服务工作要求

门诊办负责义工的日常培训和具体岗位安排，义工上岗前须填写义工登记表，了解义工须知，以明确义工服务岗位和内容，更好地为患者提供服务。

**1. 义工服务须知**

（1）服务前须到义工管理办公室签到，结束时需签退。

（2）服务时间必须着义工制服，注意言行举止，确保服装整洁、仪态端庄，非服务时间不得着义工制服。

（3）服务患者及家属要语气恳切，面带微笑，用爱心、热心、耐心和细心为其主动服务。

（4）工作期间不吃零食、不玩手机，不擅离岗位或办理私人事务。

（5）不得在院内推销商品或从事其他商业及传教行为，严禁从事危害社会安全的行为。

（6）不得向患者建议治疗方式或推荐药品（包括偏方）。

（7）不做超越义工职责能力外的事情，工作中遇到困难及时向门诊护士或门诊办公室寻求帮助。

（8）自觉遵守义工服务的有关规定，支持、配合办公室的协调管理。

**2. 义工服务内容**

（1）引导、指路。

（2）一卡通自助机的使用指导。

（3）帮助维持候诊区秩序。

（4）发放健康宣教资料。

（5）协助完成《门诊真情反馈表》的测评。

（6）协助开展一般性的咨询、服务。

（7）在义工服务台开展量身高、测血压工作。

（8）协助患者完成各项手续办理，给予患者及家属情绪上的安抚，减轻患者心理压力。

（9）积极参与政府部门要求的各项临时巡查和创建任务。

## 四、开展年度优秀社会义工表彰会

医院每年组织年度义工表彰活动，给取得年度星级以上的义工颁发星级义工奖状，授予学生社团组织义工服务先进组织奖，授予社团义工负责人义工服务先进工作者荣誉称号，评选五星级以上义工并颁发健康体检券。表彰会上，院长亲自为获奖者颁发奖状并合影留念。医院还邀请新闻媒体采访荣誉获得者，让义工谈感受、谈体会，极力在医院、社会营造一种良好的义工氛围，树立榜样，凝聚更多的社会爱心人士参与到医院义工队伍中来，更好地为患者服务，为社会服务。

【小结】 经过五年多的发展，医院义工队伍不断扩大，整体工作有了较大提升，义工队伍累计参与服务人次达 1.3 万余、服务时间近五万小时。同时还涌现出了一批优秀义工代表，2016 年度共有 7 人获得年度 5 星级义工称号（年度参加医院义工服务达 300 小时，为最高星级），其中排名第一的社会义工年度服务达 584.5 小时，被授予年度义工特殊贡献奖。如今医院的社会义工和学生义工仍在不断增加，我们的义工管理和服务已逐渐得到义工、患者和社会的认可。

（潘锋君）

# 第十节　医院人际关系与沟通技巧

【背景】 医院部门多、等级多、环节多、沟通交流多，患者及家属性格不一，诉求不一，对医院期望高，部分患者精神上焦虑、抑郁和多疑，再加上社会对医院的一些不公正、不正确的认识，使得医院人际关系具有其特殊性。

【问题】 ①医院人际关系认识不到位，关系理不清；②不能协调好医患关系；③不能认识到良好同事间和上下级关系在医院运行过程中的重要性。④部分医护人员情商不高。

【做法】 提高医务人员情商和沟通技巧是医院管理的内容之一，我院在理清医院人际关系，培养医患沟通能力，消除医患隔阂，加强部门间的合作，及时消除医患矛盾等方面，进行了有益的探索和总结。

## 一、人际关系的概念

人际关系是指人们在生产生活中所建立的一种社会关系。这种关系会对人们的心理产生影响，并形成某种距离感。我们认为充满猜疑、固执、紧张、消极、嫉妒、怨恨和敌对的人际关系属于糟糕的人际关系，而信任、理解、宽松、积极、合作、吸引和友善的人际关系则属于和谐的人际关系。

## 二、医院人际关系的概念和类型

医院人际关系是指医护人员在从事医疗、护理和卫生保健工作中，同社会、医院、人群所发生的各种交往关系，主要有医患关系、医护关系、上下级关系、临床部门间以及和后勤辅助部门间关系等等。

## 三、如何建立良好的医患关系

良好的医护人员和患者及家属关系包含尊重、信任、理解、理性和感谢。它是医疗活动顺利开展的基础，能极大地增强患方的医从性，缩短医患间的心理距离，可有效预防化解医疗纠纷，并提升医院及个人的口碑与影响力。建立良好的医患关系需重点关注以下内容。

**1. 精湛的技术水平、强烈的使命感和责任心是构建良好医患关系的前提**。医护人员专业水平精湛，才能解患者疾苦，除患者病痛。在医学科技迅猛发展的今天，医护人员要有"百尺竿头，更进一步"的事业心，只有更加努力地掌握先进的医学科技，才能更好为患者服务。医生治病，护士护理，就像把患者一个一个地背过河。面对生命，我们必须尽心尽职。

**2. 更多的人文关怀和宽容理解**。医护人员，治的是病，护的是疾，看的是人。患者在陌生的环境，面临可能不可预知的结果，医护人员只有知道其在病痛状态下的精神和诉求，给予他们更多的人文关怀，才能赢得患者的理解、尊敬和爱戴。不论从何种角度来说，医患双方中的患方总是弱者。医护人员必须承担构建良好医患关系的主要责任，学会倾听和谦让，多点宽容和理解，才能建立良好的医患关系。

**3. 保护患者隐私并尊重患者选择**。在临床医疗护理中，无论有意或无意泄露患者隐私都会对患者造成伤害，损坏医患间的信任关系，降低患者对医护人员的信任程度，导致医患关系的紧张，甚至引起不必要的医疗纠纷。因此，保护患者隐私权是构建良好医患关系的重要保证，是取得患者信任和主动合作的重要条件。此外，医疗过程并不是一个标准的程序系统。如何选择，医生需要主动邀请患方参与，应把患者当成亲人和朋友去替他们考虑。

**4. 学会用心去倾听**。用心倾听是医患关系理顺的润滑剂，用心倾听就是要把患者叙述的问题听清楚、完整，尽量不中途打断对方说话。用心倾听需要有语言反馈，如"我太理解你的心情了""我明白你的意思""你刚才说的意思是"等等。用心倾听还要注意自己的身体语言，不能出现坐立不安、东张西望、打哈欠、不停抖动、不自觉玩笔等行为。用心倾听需要不时用眼睛注视对方，传递一种友好、关心、体贴、接受的信息，同时不时记录，在对方高兴时可以微笑，对方悲伤时表示同情。

**5. 提升个人的沟通技巧**。医护人员语言是患者及家属判断病情吉凶的根据，因此医护人员要注意语言的暗示性。如果说话随便无忌，不讲究艺术，势必造成对患者及家属自尊的伤害或引起患者对自身病情程度的无端猜忌，造成医患交流的误解。同样，医护人员说话的语气也影响医患交流，如果说话声音高而尖、语速太快就会让患者觉得医护人员不耐烦、浮躁、粗心和不受尊重。反之，说话保持中等语速，音调适中，会让患者觉得平和、可信。

### 四、如何建立良好的医护关系

医疗和护理是医院工作中两个相对独立而又密不可分的系统，二者都有自己独特的角色功能和工作职责，工作侧重点也各有不同，但二者的服务对象和工作目标是一致的，即使患者获得最佳的医疗效果。因此，医护双方有必要建立相互交换意见、密切协作互助、彼此尊重互信的良好关系，以确保医护的质量。建立良好的医护关系需重点关注以下内容。

**1. 真诚信任、相互配合**。医生和护士只有分工不同，没有高低之分。医生的正确诊断与护士的优质护理相配合是取得最佳医疗效果的保障。因此医护人员要相互配合，真诚合作，共同为患者健康与安全负责。若在工作中发现对方工作有不周到的地方，要选择合适的时机和方式去提醒对方，不可私下议论或品头论足，千万不要做有损于对方形象的事，我们需要的是补台而不拆台。

**2. 关心体贴、相互理解。**由于各自专业所限，双方对各自专业知识了解的深度、广度、范围、重点是不同的。因此医护双方要充分认识对方的作用，承认对方的独立性和重要性，支持对方工作，护士要尊重医生，主动协助医生，对医疗工作提出合理的意见，认真执行医嘱。医生也要理解护理人员的辛勤劳动，尊重护理人员，重视护理人员提供的患者情况，及时修正治疗方案。尤其是在病情突变或急救时，双方更应相互配合、协作，有关患者的信息应及时交流。

**3. 相互监督、互敬互信。**对患者及家庭而言，任何一个医疗差错都有可能给患者及其家庭带来痛苦和灾难。因此，医护之间要对对方的医疗行为要进行相互监督，以便及时发现和预防医疗差错的发生。如医生应及时了解护理的进展情况，护士应经常虚心向医生请教，以便更好地向患者做好解释、宣教和护理等工作。当然，一旦发生医疗差错，双方应该不护短、不隐瞒、不包庇，及时予以纠正，以防铸成大错。

### 五、如何建立良好的上下级关系

任何单位都存在上下级关系。一般情况下，人们在与自己同等级、同层次的人讲话时，表现会比较正常，行为举止都会比较自然大方，但在与比自己地位高的人交往时，就有可能感到紧张，表现比较拘谨；相反，在与社会地位低于自己的人讲话时，我们又会表现得比较自如、自信，甚至过于随意。如何在与上下级、平级和下级交往中掌握正确的分寸，建立良好互信的工作关系，是每一位职场人都非常关注的内容。

**1. 与上级建立良好关系。**面对上级，我们是服从者、执行者和学生。与上级沟通，必须要注意以下几点：一是了解上级，才能让工作更有成效；二是端正立场，始终站在上级一方思考；三是勤于汇报，让领导放心、安心，善于变通，凡事留有余地；四是业绩第一，结果才是硬道理，少说空话，多做实事；五是把握分寸，做事到位但不越位；六是多备方案，请领导做选择题，而不是填空题。

**2. 与平级建立良好关系。**面对平级，我们是同事、伙伴和战友。与平级沟通，必须要注意以下几点：一是找准适合自己的位置，做好每件该做的事情，在团队中发挥应有作用；二是坚持高调做事，低调做人；三是用共同的目标促成合作，且乐于分享工作的成果；四是善于说赞美的话，敬重老同志，关心、体贴新同事，乐于帮助别人；五是能积极寻求与反对者的共鸣；六是会婉言拒绝同级的不合理要求；七是远离小人而不得罪小人。

**3. 与下级建立良好关系。**面对下级，我们是朋友、老师和长者。与下级沟通，必须要注意以下几点：一是能赞美和鼓励下级走向成功；二是利用权威严格要求下级；三是激发下级的主人翁意识；四是做"平台"而不是"拐杖"；五是婉言拒绝下级的不合理要求；六是多些关怀和指导，少些发号施令。

### 六、如何建立临床部门间以及和辅助部门的良好关系

医院是个特殊的单位，内部有着许多特殊单元和岗位，许多工作都需要多部门或多学科的协同配合才能达到较好的效果。而人际关系又是门深奥的社会学，若关系相处不当，轻则影响个人情绪，重则妨碍医院大局。但若关系相处融洽，则有助身心健康，促进事业成功。建立各部门良好的人际关系，需重点关注以下内容。

**1. "人心齐，泰山移"，和谐团结是做好一切工作的基础。**"单打独斗的时代已经过去，团队合作的时代已经来临"。在实际工作中，做好一项工作必须与他人合作，而医疗更是一个需要多人紧密配合的工作。医院工作具有很强的整体性、关联性和互动性，各部门、各科室团结和谐与否是出凝聚力、强执行力的前提和关键。因此医院每个人都要树立"互相补台，好戏一台；互相拆台，共同垮台"的大局意识，不能因为个别环节阻塞造成医院整体运行减速，不能因为部门工作不力影响医院发展进程。

**2. 行政后勤人员要树立医院工作一盘棋的观念，把服务好临床、服务好患者作为基本出发点。**既要各司其职、各负其责，又要相互支持、密切配合；既要勇挑重担、唱好主角，又要注意搞好协同、当好配角。同时对于工作中出现的矛盾和问题，要经常性地进行换位思考，做到相互尊重、相互理解。做到大事讲原则，小事讲风格，加强沟通，增进理解，多一些谦让，少一些计较，在工作上互帮互助，切实增强科各部门

之间的团结协作。

### 七、如何建立年长者和年轻人之间的良好关系

医院既有年长者，又有年轻人。年长者思想成熟、经验丰富，年轻人思维创新、敢于尝试，二者都是医院的宝贵财富。医院要发展，必须要营造和谐的人际关系，年长者和年轻人要相互尊重、相互学习，促进共同进步。作为年长者要重视对年轻人的传帮带，要努力把多年积累的精湛技能、专业理论、优良职业道德以及处世行医态度传授给年轻人，努力通过自己的言传身教，对年轻人起到授业释惑、传德育人的作用，为医院人才可持续发展奠定良好的基础。作为年轻人，由于参加工作时间较短，缺少社会经验，对医学的专业知识才入门，实际的工作能力尚在培养中，因此一定要多向年长者请教学习，认真感悟，方能快速成长。年轻人尤其要注意的一点是，牛脾气在医院一定是行不通的。

【小结】良好医院人际关系与沟通技巧是诊疗过程和医院内部和谐运行的基本要素。因此说沟通能力是医生必不可少的能力并不为过。由于医患之间的沟通带有专业性，医生应该起主导作用，埋怨患者拙于表达是错误的。医患沟通中，最重要的是医生的态度。医生必须诚恳、平易近人，帮助患者减轻痛苦和促进康复是我们的职责所在。构建良好医患关系的主要责任在医务人员，要知道，改变患方很难，因此，改变我们自己是最好的方法！而构建良好的医院内部关系的基础正是良好的人际关系。因此提升医务人员的沟通技巧是医院文化建设的重要内容。

（韦铁民）

# 第三章
# 医疗质量与安全管理

## 第一节　病历质量管理贵在坚持

【背景】病历质量管理是医院管理的一项重要内容，规范病历书写与医疗质量、医疗安全息息相关，病历资料在医疗纠纷处理中对判定医疗责任也至关重要。病历书写质量的高低，不仅反映出一家医院的医疗水平及管理水平，也体现出医务人员的责任心和素质。尽管各家医院都花了许多精力与措施在抓病历质量管理，但病历质量却总是停滞不前，检查结果不尽人意。

【问题】①年轻医师不重视病历书写，各科病历质量参差不齐；②病历书写培训不到位；③病历管理缺乏有效的措施和流程；④科主任不重视病历质量管理；⑤电子病历模板拷贝造成病历内容张冠李戴；⑥没有认真做好病历质控医师工作。

【做法】病历质量是医院医疗质量的核心内容。多年来，医院始终坚持将病历质控管理放在医疗质量管理的首位，持之以恒抓落实，取得了很好的成效。主要做法如下。

### 一、健全制度，完善管理流程

（1）丽水市中心医院从 1995 年开始设立质管处，负责医院的病历质量管理和医疗质量管理。

（2）考核内容从单纯抓病历结构质量，逐步过渡到核心制度的执行、诊疗是否遵循规范、用药及检查是否合理，以及从病历上检查单病种、临床路径管理是否到位等。

（3）病历检查从单纯的纸质病历，过渡到纸质病历和电子病历同时检查。

（4）病历质量检查结果汇编成《病案质量检查结果分析与持续改进》，反馈给科室（每季度一册），至今共汇编88期。

（5）建立质管处处长恳谈制度，病历质控检查得分小于90分的病历书写者均由质管处处长负责面对面恳谈，分析低分的原因。

## 二、病历三级质控管理

### 1. 带教老师、高年资住院医师、主治医师担任病历质控员负责一级病历质控

（1）对于无执业医师证的轮转医师，若没有带教执业医师的审核签名（双签名），视作未完成病历，其电脑设置为不能打印，以确保病历书写医师的合法性。

（2）有执业医师证的轮转医师可以打印病历，但需经过上级医师审核后双签名。

（3）科室的质控医师在患者出院48小时内对其病历质量进行检查，确认达标后在病历首页质控医生栏签名。同时在日常工作中不定期的检查，抓好病历的基础和环节质控。

### 2. 科主任负责二级病历质控

（1）质控医师完成病历质控后，科主任必须在归档前对每份病历作常规检查并签字。

（2）科主任在完成常规检查后，每月再抽取至少10份质控医师检查后的归档前病历进行重点复查，复查结果报质管处。

（3）科主任的二级质控作为科室医疗质量考评标准之一。

### 3. 质管处负责三级病历质控

（1）质管处实时监控住院医师的电子病历，在电脑上反馈其存在的问题，每隔1~2天督查其整改情况。

（2）每月不定期下病区抽查全院的运行病历，重点检查病历书写的

及时性、三级查房、各种知情同意与告知情况、抗菌药物及辅助用药情况等。

（3）对检查中发现的缺陷，现场填写病历质量检查反馈单，夹在病历夹中。医师看到反馈单后及时作出整改，科主任在整改后的反馈单上签字，48 小时内提交质管处。

（4）质管处每季抽取每位轮转医师 3～6 份归档病历，抽调全院高年资病历质控医师按照《浙江省医院住院病历质量检查评分表（2014 版）》集中评分检查，检查后把病历书写缺陷内容记录在整改反馈单上，通过质管处反馈给病历书写者本人。

### 三、开展缺陷病历自查

（1）对于低分病历，病历书写者对照扣分情况再次自查后认为不合理的，可以提出书面申诉意见，并附上依据。质管处上报病案管理委员会进行复核讨论，对合理诉求予以及时回应纠正。

（2）申诉理由不充分的仍为低分病历，由质管处负责与病历书写医师进行个别交流，共同探讨分析原因，提出具体明确的整改意见，以提高其病历书写质量。

### 四、严格执行院部奖罚制度

（1）科室病历质量与科主任及科室年终绩效挂钩。

（2）病历质量作为各级医师晋升的考核指标之一。

①晋升前 5 年，归档病案抽查中，病历书写医师若出现 1 份丙级病历或 5 份乙级病历，或在晋升当年出现 3 份乙级病历，将延迟晋升。

②晋升前 5 年，归档病案抽查中，若科室出现 ≥3 份丙级病案或 ≥6 份乙级病案，质控医师将延缓晋升或延迟聘用一年，科室病历质控工作列入医师定期考核内容之中。

（3）病历质量与年轻医师综合目标考核及年终奖挂钩。

（4）病历质量是评优选先的重要依据。

（5）出现乙级、丙级病历，按医院的奖惩规定处罚医师、质控医师及科主任。

（6）病历质量与奖惩挂钩，医院默认每份病历都是合格病历进行奖励，抽查中发现不合格病历再作处罚。

### 五、规范病历归档管理

（1）患者出院后5天内进行病历归档（国庆、春节长假期间延迟3天）。

（2）对延迟归档的病历，每份每天扣经管医师人民币10元，并扣其所在科室医疗质量管理的分数。

（3）患者出院7天后，电子病历自动被锁，医护人员若要解锁完善病历，则需要到病历档案室借出病历原件，并提出修改理由，经质管处登记、审核后方可进行。

### 六、强化病历书写全员培训

（1）科主任每年要对病历检查标准进行学习，并按要求检查两份病历。

（2）书写病历的医师每季度都要学习病历检查标准，且至少按要求检查并反馈一份病例。

（3）对新员工进行病历质量管理的培训。

（4）对平时不重视病历书写的医师，质管处每季组织他们检查其他医生的病历，质控医师再进行复核，让这些医师从检查他人的病历中得到学习。

### 七、病历检查每季每人一份，随机抽查

**1. 抽取被检查病历时有标准，检查前先从电子病历系统中进行筛选**

（1）内科常规选择住院7天以上且有讨论的病历。

（2）外科常规选择有三类、四类手术的病历。

（3）死亡病历及自动出院的病历，列为必查病历。

**2. 病历检查人员安排**

（1）安排非本科室但专业相近的医师检查专科病历。

（2）集中安排检查，按标准统一打分，杜绝人情分。

【小结】病历质量影响着医疗质量，是医疗质量管理的"晴雨表"。只有不断加强对病历全面质量的监管力度，才能促进医院全面质量管理的提高。而抓病历质量要多措并举，既要领导重视、制度健全，又要人

人参与，奖罚分明，最关键的是要长抓不懈。

（丁智勇）

## 第二节　病历质控过程中病历复杂程度归类管理

【背景】病历质控检查是每家医院医疗质量管理的重要内容。由于专科不一、病种难易不一，病历内容也千差万别，如何在检查时选择难易基本一致的病历是客观评价病历质量的首要任务。若医院在病历检查中对简单优秀病历过多奖励会挫伤复杂病历书写医师的积极性。因此，病历质控过程中对病历书写的难易程度进行归类管理是客观公正评价病历质量的重要一环。

【问题】①由于专科不一、病情复杂程度不一，病历书写难易不一；②医院在病历检查中未对病历书写的难易程度进行分类，奖惩实行简单的一刀切，影响公平性和积极性。

【做法】丽水市中心医院根据病情病种的复杂情况，将疾病分为复杂型病历和简单型病历两类。

### 一、复杂型病历

复杂病历需符合以下三条以上条件并经质管处认定。

（1）合并心脑血管器质性疾病、恶性肿瘤、中毒、多系统病变、脏器功能衰竭、复合创伤、急性重症感染、急性重症传染病；

（2）本次住院有 5 种及以上的诊断；

（3）有过转科记录，先后在多科诊治；

（4）经过多科会诊，或有外院专家会诊；

（5）主要诊断确诊时间大于 5 天；

（6）住院时间超过 15 天；

（7）ICU 住院时间超过 48 小时；

（8）有术前讨论、危重讨论或疑难病例等讨论记录；

（9）有抢救记录、病重通知；

（10）有特级护理、I 级护理者超过 3 天或以上者；

（11）有多次输血记录者；

（12）急诊手术或 Ⅲ – Ⅳ 级手术；

（13）有 2 次及以上手术者，或者计划外再次手术者。

## 二、简单型病历

（1）住院时间 ≤24 小时（危重抢救病历除外）；

（2）日间手术的病历；

（3）产科平产的病历；

（4）单纯肿瘤术后复查或化疗；

（5）标准的临床路径病历，无变异或退出；

（6）经质管处评定为简单病历的其他情况。

【小结】质控时对简单病历与复杂病历进行区分，有利于医院质控管理。而对被评为复杂病历的优秀病历书写者给予一定的经济奖励，也可更好地鼓励临床医生做好疑难危重患者的诊治和管理。

（丁智勇）

# 第三节　病历质控医师的管理

【背景】病历质控医师应该是精通病历质量评估标准又熟悉评估方法，能熟练运用质量改进工具的医师。在全面质量管理的框架下，培养一支负责病历质量管理和改进的专家团队，促进病历质量持续提高，是医院管理的重要内容。但是由于临床工作忙，病历质控工作繁琐，临床医师往往不愿从事病历质控工作。因此有必要制定病历质控医师相关管理规定，促使病历质控工作管理到位。

【问题】①无相关病例质控医师的管理规定；②无病历质控医师入选标准；③病历质控医师工作责任不明确；④缺乏对质控医师的监管；⑤病历质控医师奖惩内容不具体，不能制约其行为。

【做法】

## 一、病历质控医师资质遴选

**1. 科级病历质控医师资质遴选**　主治以上医师，有较强的文字组织能力、沟通能力及团队意识，有较丰富的临床经验；经科主任同意，向质管处申请担任科室的病历质控医师，质管处根据科室工作情况设定科室病历质控医师的人数。病历质控医师必须要经过质管处培训，并经考核认可后方可担任。

**2. 院级病历质控医师资质遴选**

（1）担任院级质控医师，需有高年资主治医师以上资格，且有担任3年以上科级病历质控医师资历，同时在平常质管处检查中病历书写质量良好。经本人申请，或科室推荐，并经过质管处培训考核合格后，认定为院级质控医师。

（2）院级质控医师分初级与高级。初级质控医师为新认定3年以内的质控医师，或3年以上但质控工作曾有缺陷的质控医师。高级质控医师为被认定院级质控医师3年以上的人员，同时没有不良质控记录，被质管处认定为工作负责、能力较强的质控医师。

**二、病历质控医师的职责**

**1. 科级病历质控医师的职责**

（1）负责科室住院病历归档前的质控工作，抓好病历基础环节的质量控制；在患者出院48小时内根据《病历书写质量检查评分标准》对病历进行评分，填写科室病历质控检查表，及时上报质管处登记备案；及时发现问题并处理，力争不合格病历不出科。

（2）结合本专业特点及发展趋势，配合科主任制定或修订本科疾病诊疗常规、药物使用规范并组织实施，特别是单病种与临床路径管理，并将责任落实至每个医生。

（3）严格按照医院的规章制度和质控标准，实时监控科室医疗质量动态。每月按医疗质量指标逐条自查自评，发现问题及时在科室主任领导下组织整改，重点检查各项规章制度和诊疗规范的贯彻执行，以及合理检查、合理用药等情况。

（4）定期参加培训，熟练掌握病历书写的基本要求和质控标准；定期参加质管处组织的医疗质控会议，积极收集、报告本科及相关科室的医疗质量问题，并提出整改措施。

**2. 院级初级病历质控医师职责**

（1）负责医院二级病历质量评估工作，高质量完成每月或每季运行病历、归档病案及门诊病历监控工作；

（2）负责指导各科室开展病历质量改进工作；

（3）加强与质管处沟通，及时传递信息，创造和谐的质量改进环境；

（4）参与住院医师病历书写规范化培训，指导住院医师病历书写工作。

**3. 院级高级病历质控医师职责**

（1）负责全院病历质量三级监控，高质量完成全院每月病案质量终末评估工作；

（2）负责申诉病案的审核工作；负责初级院级质控医师的高分和低分病案的复查工作；

（3）参与全院病案质量改进及相关制度修订及起草工作；

（4）培训院级病案质量管理骨干。

### 三、病历质控医师的考核

**1. 对科级病历质控医师的考核**

（1）对每份运行病历都进行质控，发现问题，及时整改。

（2）每月质控医师上报上月检查的病历数（不少于出院患者的50%）；同时附质控病历检查的原始资料，质管处不定期进行抽查、核对。

（3）积极参与质管处组织的各类检查。

**2. 对院级病历质控医师的考核**

（1）积极、主动、认真地做好每份病历的院级质控工作，每年检查的病历量不少于20份。

（2）认真参与质管处组织的病历质量检查。

（3）协助院部做好合理用药的检查。

（4）协助院部做好单病种、临床路径管理等工作。

（5）积极参与质管处组织的各种与病历相关的质量检查。

### 四、病历质控医师的奖励

**1. 科级病历质控医师奖励**

（1）院部对认真履行质控医师职责，考评合格的质控医师每月奖励

X 元。对不足病历数的酌情减少奖励。

（2）在每月病案质量抽查、等级医院评审及其他有关病案质量抽查中，得分在≥95 分的病案，质控医师另外给予每份 X 元奖励，并予张榜表彰。

（3）科主任助理或科室副主任作为质控医师的，已享受科主任补贴，不再享受每月的补贴奖励。

（4）科室病历质控医师在晋升前，每担任一年合格的科室质控医师，在晋升时评分奖励 1 分/年，最高不超过 3 分。

**2. 院级病历质控医师奖励**

（1）升到主治医师后担任院级初级病历质控医师，每年要完成不少于 20 本的院级质控病历，复查后无大缺陷，在晋升副高时可以加评分奖励 1 分/年，最高不超过 3 分（仅适用于晋升副高）。院部对利用休息时间完成病历质控的院级质控医师奖励 X 元/份。

（2）具有良好质控水平且担任 3 年及以上院级初级病历质控医师者晋升副高后，质管处将聘其为院级高级病历质控医师。每年完成不少于 20 本病历的质控工作，同时无重大失误者，在晋升正高时可获 1 分/年的加分，最多不超过 3 分（仅适用晋升正高）。

### 五、病历质控医师的处罚

**1. 科级病历质控医师的处罚**

（1）以下情况实行单项否决，并取消质控医师当月的一定补贴奖励：①当月检查发现所在科室 1 份丙级病历或 2 份及以上乙级病历；②病历出现丢失的；③没有做好科室病历检查或按时上报上月科室病历检查情况的；④每季 2 次以上无故不参与质管处组织的各种检查工作的；⑤科室反映或质管处发现不履行质控医师工作职责的。

（2）以下情况扣除当月质控医师补贴奖励：①当月检查中发现所在科室 1 份乙级病历；②质控医师上报病历数不足出院患者的 50%。

（3）在每月病案质量抽查、等级医院评审及其他有关病案质量抽查中，发现丙级病历，根据医院奖惩制度对病案书写者进行处罚的同时另扣发该病案质控医师 X 元；得分在 80～84.9 分的病案，另扣发该病案质控医师 X 元；得分在 85～89.9 分的病历，另扣发该病案质控医师 X 元。

（4）任科级质控医师 5 年内，科室出现 ≥8 份乙级病历或 ≥2 份丙级病历者将延迟晋升 1 年。

（5）担任科级病历质控医师期间，同一年中的质控病历有 ≥2 份乙级病历或有 4 份病历科室质控与院级质控分数相差 ≥10 分者，取消当年晋升的质控加分，并取消部分或全部经济奖励。若第二年仍不符科室病历质控要求，则取消科级质控医师资格。

**2. 院级病历质控医师的处罚**

（1）晋升副高或晋升正高 3 年内，必须有担任院级质控医师一年的经历。若因个人原因不尽义务或质管处考核不合格，将延聘高一级职称半年。

（2）担任院级病历质控医师期间，因个人原因质控病历没有达到 20 份或病历质控有较大缺陷者，将由质管处提出警告并取消当年晋升加分奖励，如工作仍不认真或由于其他客观原因不能胜任质控工作，则取消院级质控医师的资格。若该人同时兼任科室病历质控医师，则经济处罚同科级病历质控医师。上述病历质控存在较大缺陷是指一年中有 4 份病历与其他院级高级质控医师复审时相差 ≥10 分，或有 ≥2 份乙级病历没有检查出来。

【小结】病历管理一直是医院管理中的难点，涉及到医疗质量管理和对年轻医生的培养以及医疗纠纷。如何建立系统的病历质控监管体系，并使之有效运行是医院管理的重要内容。加强病历质控医师管理，可很好地规范病历质控医师管理，促进其工作积极性，促进全院病历质量提升。

（丁智勇）

## 第四节　制度在保障医疗安全中的作用

【背景】医疗是一个高风险行业，不确定因素多。医疗安全是医院的生命线，每一起医疗安全事故对患者、医护人员和医院而言都是一种巨大的损失乃至永久的伤害。医院根据具体情况制订一套行之有效的医疗安全管理制度对预防医疗安全事故，防止医疗纠纷具有极其重要的作用。实践证明，只有健全和完善合理的制度，才能使医院实现规范有效的管理，同时为医院的医疗安全和医务人员的规范行医提供支持和保障。

【问题】　①许多医院医疗安全制度不全面，涵盖面不广；②部分医院有制度不落实，可操作性差；③职工依从性差，无评鉴和追究制度，导致医疗纠纷频发。

【做法】

## 一、重点谈话制度

**1. 具体内容**　重点谈话制度是指医院对危重患者，病情变化快的患者，公共突发事件患者，重大手术患者，新开展的疑难、复杂、高风险手术患者，依从性差或有医疗纠纷隐患和苗头的患者，或其他有创操作前实施的谈话制度。它由院、科两级重点谈话程序构成。

**2. 操作流程**　相关重点患者，先由相关科室的科主任或经管医师对患者及家属进行一次谈话，然后再由院部出面对其进行一次重点谈话。院部重点谈话一般由医务处相关负责人和主管医师一起进行，特殊情况则由分管副院长亲自挂帅，以加强医生和患者对于医疗风险的重视程度，使医患双方对是否实施医疗行为做出正确选择，手术患者如果手术风险很大或是患者有相对的手术禁忌证，还需填写《手术申请书》递交医院。

## 二、医疗安全委员会票决追究制度

**1. 具体内容**　医疗安全委员会票决追究制度是医院对已发生医疗纠纷的科室和个人进行医疗纠纷责任认定和医疗安全责任追究的制度。在医疗安全管理委员会专题会上，专家们会对发生医疗过失行为或医疗纠纷的当事人和当事科室进行责任认定，并认真剖析医疗纠纷的发生原因，同时提出防范和整改措施。根据制度规定，个人责任认定分为五档：完全责任、主要责任、次要责任、轻微责任和免责。科室责任分为两档：承担纠纷赔款的5%；承担纠纷赔款的10%。医务人员的经济处罚额度不仅仅根据纠纷赔偿金额和当事科室及当事人在纠纷中所承担的责任大小确定。

**2. 操作流程**　医院每半年召开医疗安全管理委员会会议，对该时间段所有医疗安全事件进行讨论和原因剖析。会上专家对每项医疗纠纷进行无记名投票，评定个人和科室的责任档次和经济处罚额度，最后由医院领导班子依据医疗安全管理委员会表决结果集体决定责任归属及惩处措施（经济处罚和院内通报批评），并与年度考核和职称晋升挂钩。

### 三、年终医疗安全奖励制度

**1. 具体内容**　制定《丽水市中心医院关于医疗安全年度奖惩实施细则》，根据科室专业特点将医疗风险分为 A、B、C、D 四档，再根据科室发生医疗纠纷的责任程度，决定科室年终的奖励额度；同时将医疗纠纷作为临床重要指标纳入科主任目标责任书，并和科室主任、护士长的年度考核与年终奖挂钩。

**2. 操作流程**　根据科室专业特点对该科室进行医疗风险分级。当科室发生医疗纠纷后，由医院安全管理委员会投票决定科室在医疗纠纷中的责任程度，分为主要责任、次要责任及无责任。根据科室医疗风险的分级和科室在医疗纠纷中的责任程度决定科室的奖励额度，超过相关赔付金额的科室则不予奖励。

### 四、医疗安全通报制度

**1. 具体内容**　医务处每季或半年对医疗安全典型案例进行汇总分析，然后由分管院长定期在周会全院通报与分析，科主任会后组织全体医护人员学习。

**2. 操作流程**　医院制定《丽水市中心医院医疗安全（不良）事件管理制度》，各科室根据该制度将医疗安全事故和不良事件上报医务处，由医务处负责汇总并分析上报分管领导；同时制定持续改进措施，督促、检查各科室落实持续改进措施情况。

### 五、护理杜绝医疗差错奖

**1. 具体内容**　制定《医院护士杜绝医疗差错奖》，全院的护理人员将工作中发现的医疗差错（未发生，已被护理人员杜绝）上报到护理部。护理部将信息汇总分类后在年终时按照各科室杜绝医疗差错的件数排名，对科室及发现医疗差错的个人进行奖励。

**2. 操作流程**　护士在日常工作中发现医疗差错，要在 24 小时内通过 OA 办公系统上报至护理部，护理部每月对医疗差错进行整理分类，上报至医务处，医务处上报至分管院领导，分管院领导在每季度的安全会议上进行通报；同时护理部将典型案例做成 PPT，在护理安全会议上予以总结分析。年终总结时，护理部对医疗差错进行分级，按照医院相关奖惩制度予以不同奖励。对于已发生的不良事件，护理部为避免差错反复发生，鼓励护士发现后上报，护理部予以医疗差错发现者相应鼓励。

【小结】 提高医疗质量，确保医疗安全是所有医院管理工作的立足点和出发点，也是提高医院核心竞争力，实现可持续发展的重要保障。医院要通过组织召开医疗风险管理研讨会、医疗质量管理研讨会、医疗安全通报会、典型医疗事件剖析会等，来培育职工的制度理念与相关意识；同时加大制度落实情况并与职工薪酬关联，加大医疗安全、医疗质量和绩效考核的结合力度，认真抓好各项核心制度的落实，才能有效减少医疗安全事故和医疗纠纷的发生。

（韦铁民）

## 第五节　加强环节流程管理，缩短平均住院日

【背景】 患者住院日长短可反映一家医院的流程管理水平和医疗水平，从整体层面上来说能缓解老百姓看病难的问题并减少医疗费用，更好地维护医保政策和患者权益。

【问题】 ①领导、职工不重视平均住院日管理，科室没有平均住院日考核管理目标；②医疗新技术、新方法应用不多，医疗技术不能紧跟时代发展，不能有效缩短住院日；③患者就医的各个环节和流程管理不到位。

【做法】 医院非常注重缩短平均住院日，把缩短平均住院日当作医院管理的一项重要工作。医院通过更新职工观念，对科室实施平均住院日目标责任制，加强各环节流程的管理，狠抓住院患者节点控制，积极应用新技术，开展单病种和临床路径管理等多种措施，有效缩短了入院患者的平均住院日。

### 一、领导重视

院部反复强调做好缩短平均住院日的重要性，并在周会上公布每季、

每月平均住院日情况，对抓平均住院日不力的科主任、护士长进行个别谈话，寻找原因并给予帮助解决。

## 二、科室实施目标责任制，与绩效挂钩

**1. 制定各科室合理平均住院日目标** 以科室前三年实际平均住院日为基础，对科室现有的人力、技术水平和病源情况进行综合评估，参考国内同级医院或科室平均住院日情况，在保证医疗安全的前提下，制定各科室平均住院日目标。

**2. 收住患者数量与绩效挂钩** 建立以缩短平均住院日为中心的综合目标管理责任制，制定以科室为中心，以病种为中心的逐级控制目标，对科室实施考核。

## 三、加强流程管理环节管理

**1. 完善门急诊环节管理** 坚持首诊负责制，多会诊，少转科（减少因诊断不明而转科），缩短住院时间。进一步改善门急诊流程与服务模式，减少入院后的检查等待时间。设立住院患者处置中心，减少术前住院的等待时间，加快病床周转。

**2. 加强科室间的环节管理**

（1）医技科室配合：延长每日大型仪器的检查时间，采用弹性工作制等措施缩短 CT、MRI、超声等医技检查等候时间，原则上要求 CT、MRI 检查阳性率在 70% 以上，避免过度检查造成人为拥堵现象，同时明确化验、检查报告的时限规定，尽量减少因报告延迟引起"塞车"。

（2）临床科室配合：常规开展以疾病诊疗为中心的团队服务（MDT），寻找最合适的治疗方式。加强科室间的会诊和时效执行，疑难病例及时向医务处报告，由医务处组织相关科室、专家会诊，提出全面有效的诊疗方案，缩短疾病诊治时间。

（3）手术科室环节管理：充实麻醉科、手术室医护人员数量，增加相应设备，特别是腔镜等微创设备。手术室根据需要实行弹性工作制，延长工作时间，以减少由于不能安排手术造成的住院时间延长。及早完成术前检查，及时与手术室沟通，有效安排手术，努力使周末入院患者在双休日后能及时手术。

（4）加快信息平台建设：充分挖掘、利用和共享临床数据，优化流程，实现网上申请手术和传递各类检查、检验信息，明显减少了患者排队及等待的时间。利用电子病历等信息系统，提高医生工作效率，间接缩短患者的住院时间。

（5）加强后勤支持系统的管理：牢固树立"为临床一线服务"的理念，合理配置后勤服务资源，为临床提供优质、及时的服务。如事务中心及时送检各类检查，后勤部门及时供应所需物资等。

## 四、强化住院患者的节点管理

（1）事务中心多时段对病房申请单进行记账，及时预约送检。特别是下午住院的患者，及时与检查科室联系，做好预约工作。

（2）对住院时间长的患者建立预警机制，查找原因，采取措施。

（3）加强危重患者监测。医院对重点部位如急诊科、ICU 等危重患者较多的科室加强监控，对潜在医疗纠纷或已发生医疗纠纷的患者积极沟通，妥善处理。

（4）每日的医疗费当日输入电脑结清，以免或减少因退药及退费原因改变出院时间，延长住院天数。

## 五、积极使用在临床上得到验证、可靠的新技术

**1. 推行临床路径及单病种管理** 在全院范围内试点多科室多病种的临床路径，通过抓诊疗流程、医疗质量，进一步加强医护、手术和辅助科室等配合，同时加强单病种质量控制指标的管理，以规范临床诊疗行为，促进临床服务质量管理的持续改进，减少平均住院日。

**2. 开展新技术** 积极开展放射介入、微导管、微创等各种新的医疗技术，并根据每个患者的病情选择安全性高、刨伤小、恢复快、用药合理的医疗方案，使患者尽可能在术后最短的时间内出院。

**3. 积极倡导"日间手术"模式** 对单纯性阑尾炎、白内障等手术风险较小的成熟性手术均采用"日间手术"模式。

**4. 双向转诊** 加强院际间的合作，与多家基层医院和卫生院签订"双向转诊"工作，将转入的其不能诊治的重症、疑难病症患者救治后，进入康复期或慢性病的患者转回基层医院继续完成后期治疗，为慢性患

者提供一个流出通道，合理利用医疗资源，有效地缩短了住院天数。

【小结】缩短平均住院日是一个系统工程。抓平均住院日可以促进就医流程的改善，强化节点的管理，带动各学科积极引进新技术。但我们在抓平均住院日的同时也要注意，不能片面强调缩短住院日而忽视了医疗质量和医疗安全，也不能为了减少平均住院日而不收治疑难、危重患者。

（韦铁民　丁智勇）

## 第六节　行政和医疗联合谈话，强化风险告知防范医疗纠纷

【背景】医疗是高风险的行业，医患沟通不到位是产生医疗纠纷的重要原因之一，医患沟通不仅是科主任和经管医师的工作，也是医务处及分管院领导的工作。丽水市中心医院自2007年开始针对重大手术、新开展的大手术、重大创伤性手术、有医疗纠纷苗头的、医疗效果没有达到预期目标的、沟通困难的患者及高危、高龄的患者，实施由医务处组织的行政谈话和医疗谈话制度。该举措充分尊重了患者的知情同意权和选择权，促进了医疗质量的提升，增强医患和谐，是一项预防医疗纠纷的很好措施。

【问题】①医务人员沟通技巧不够，谈话的广度和深度不够；②个别医务人员对风险的预见性不足；③个别医务人员对沟通困难或难缠的患者及家属的应对技巧不强。

【做法】

### 一、行政和医疗联合谈话的主要对象和内容

**1. 对象**　危重、病情变化快的、有医疗纠纷苗头的、医疗效果没有达到预期目标的、高危、高龄、新开展的大手术、重大创伤性手术、高风险的手术患者及家属，沟通困难、难缠的患方。

**2. 内容**　患者的病情、预后及可能发生的各种意外情况、相关手术适应证、手术治疗的必要性、手术方式、术中和术后可能出现的严重并

发症及意外情况、预后和经费估计等，让患者及家属充分理解治疗的必要性和风险。

## 二、行政和医疗谈话的方式

（1）科主任或经管医师对危重、疑难、复杂、高风险和新开展的手术或有创操作患者进行第一次术前谈话。

（2）医务处和科主任、主管医师一起进行行政和医疗联合谈话，必要时分管院长一同参加。实行院科两级重大手术术前谈话程序，进一步强化手术风险意识，依据诊疗规范帮助医生将工作做得更加严谨，同时加强了医生和患者对手术风险的重视程度，使医患双方对是否实施手术做出正确选择。

（3）对于部分患者在诊疗过程中不配合医务人员进行相关的检查和治疗，又拒绝签署知情同意书和转院治疗，或者沟通困难的患者及家属，医务处也及时进行行政谈话，强化风险告知和知情同意选择。

【小结】 行政和医疗联合谈话使患者认识到医患双方的目的都是为了解除患者痛苦，治愈患者疾病，也让患方知晓院方对他的重视，理解医生工作的高难度和高风险，对可能出现的医疗风险增强理解和认识度，避免把治疗失效完全归咎于医生，同时也提高了经管医师的医疗谈话技巧和法律意识。

行政和医疗联合谈话的实施，使医患双方能从各自的立场和角度来探讨医疗风险和诊治方案的看法，通过医方为患方详尽解释疾病的相关知识和诊疗过程中潜在的风险，患方能感受到医方态度的真诚和对其疾病的重视，会有更好的心态来配合诊疗。这对改善医患关系，增进彼此信任也是一种有效的推动。

（魏以新　季伟艺）

## 第七节　医疗纠纷责任评鉴与追究

【背景】 医疗纠纷妥善处理完毕后，如不对当事人进行责任评鉴和追究，不对事件进行举一反三，会导致医务人员责任意识下降，不利于医务人员责任心提升，不利于医院的长远发展。

【**问题**】①医疗过失或纠纷发生后，当事人主观上都存在找理由推卸责任的现象；②医疗纠纷的相关人员没有接受教训，责任意识得不到加强，导致医疗纠纷频发。

【**做法**】医院每季度或每半年由院长亲自主持召开医疗安全管理委员会会议，参加人员为医院医疗安全管理委员会人员。具体做法如下。

## 一、明确医疗纠纷的属性

根据医疗纠纷的具体情况由管理委员会来投票决定属性。

（1）医护人员在医疗行为中确实存在不负责任，有行为过错而导致的医疗纠纷事件。

（2）医护人员由于医疗技术能力有限，对患者病情评估不足，处理不及时，方法不当，从而引发的医疗纠纷事件。

（3）在治疗过程中，病情突然恶化，医护人员虽经努力抢救，仍不可避免地会出现在现有医疗技术水平下无法挽回生命的医疗事实，而导致的医疗纠纷。

（4）医护人员不存在任何过错，由于患方无理取闹产生的医疗纠纷，医院为了息事宁人不得不进行赔付的事件。

## 二、强化医疗安全责任评鉴

（1）对发生医疗过失行为或医疗纠纷的当事科室和当事人，由医疗安全管理委员会的专家进行认真分析，剖析医疗纠纷发生的原因。

（2）实施医疗安全委员会票决制，参加评鉴人员在医务处介绍相关案由后对案件各自评鉴，打分评级。

（3）对当事科室、当事人在医疗纠纷过程中的医疗行为确定责任，责任分为完全责任、主要责任、次要责任、轻微责任和免责5个等级，由医疗安全管理委员会委员投票表决，最后医院领导班子根据票决情况、当事人相关因素决定处罚方案，包括经济处罚、院内通报批评，并与责任人的年度考核和职称晋升挂钩。

（4）每年年终医院对科主任及科室相关指标进行考核，科室发生的医疗纠纷例数、赔款金额、责任程度均与考核挂钩。

### 三、经济处罚落实到位

（1）经济处罚额度根据当事科室、当事人在纠纷中的责任大小和赔款数额确定。

（2）当事科室承担赔付额 5%～10% 的经济处罚。

（3）当事人扣发月奖金、部分或全部年终奖。

【小结】 医疗纠纷的责任评鉴与追究制度的落实，使医务人员的责任意识明显增强。而对责任人的处理也未影响职工的积极性，当事科室和责任人对处理结果也都心服口服，同时也起到了举一反三、警示和教育作用。

对医疗纠纷进行追究和评鉴，不仅仅是为了给当事人一个公正的评定，预防和避免类似事件再次发生，更是在当前医患关系紧张的大背景下，给予社会一个负责任的回应，树立公众对医疗行业的信心。

（涂韶松　魏以新）

## 第八节　重视有医疗纠纷苗头患者的早期化解

【背景】 有医疗纠纷的患方大多都有早期苗头，具体表现为家属和患者不满情绪的流露、故意拖欠医疗费用、有目的地收集医务人员医疗不足信息等。如何早期识别这些苗头并将其化解，是科室医务人员和医院管理者在工作中必须学会的能力。

【问题】 ①医务人员工作量大，忽视或者漠视医疗纠纷的早期苗头；②对已经出现的纠纷苗头不能及时识别；③对有医疗纠纷苗头的患者及家属应对态度消极，甚至有敌对情绪。

【做法】 医院积极培养医护人员对有纠纷苗头的患者及家属的早期识别意识和重视程度，及时汇报，医务部门早期介入，力争通过医患沟通，优化诊疗措施，消除纠纷隐患，将纠纷化解于苗头阶段。

### 一、强化风险意识，预防医疗纠纷发生

（1）开展危重患者、重大手术患者、新开展手术患者等术前行政和医疗联合谈话（具体内容见《行政和医疗联合谈话，强化风险告知，防

范医疗纠纷》）。

（2）提前预警 积极应对。

住院患者入院后或术后出现严重并发症、病情突然变化或恶化、院内感染或药物出现严重毒副反应、患者死亡（猝死）原因不明、其他意外、患者及家属对医院工作有不理解或不满的预兆（包括医疗服务质量、服务态度以及医技、后勤、收费等方面的问题）时，医务人员及时预警，将情况汇报至医务处，医务处及时组织相关人员讨论，制定积极的应对方案，同时积极沟通，力争将矛盾化解在萌芽阶段。

①患者出现各种并发症或病情恶化而家属不理解或药物出现严重毒副反应及其他意外情况时，医务处及时组织相关医学专家会诊，采取积极的救治措施，必要时请上级医院专家会诊，协助治疗抢救。

②若医院的医疗行为给患者造成伤害，医务处则代表医院关心患方并表达医院的歉意，及时安抚患者情绪，同时对相关伤害的赔偿事宜做认真评估，并以相关法律法规为依据，积极与患者及家属沟通，向患方展示医院做相关工作的认真和公正态度，为医患双方创造了很好的沟通基础。

### 二、规范透明、客观公正，及时化解医疗纠纷

**1. 规范处理流程**

（1）争取患方理解。日常做到礼貌接待，学会稳定患者情绪，认真倾听并做好记录，以进一步做好说服工作。

（2）注意谈话技巧，谨慎谈话用词。谈话时留有余地不做任何承诺，争取主动。不随便让患方提要求，避免造成错觉。同时分析患方心理动态，把握好谈话方向。

（3）集中答复和及时兑现。相关医疗纠纷事件调查后及时将结果向相关院领导汇报，统一口径后，一次性集中答复患方。承诺的事情会及时兑现，以充分体现医院诚意和诚信。

**2. 透明化处理** 为方便患方投诉，便于医患双方在矛盾协调中相互配合，医务处将医疗投诉相关程序及制度制作成宣传栏，患方可随时监督医院工作。

**3. 客观公正处理**

（1）医患双方对医疗争议较大时，医院要充分了解医患双方的想法，

做到对患方同情但不姑息，对医生尊重但不袒护。

（2）问题不好界定时，医务处可邀请专家会诊，专家根据患者具体情况做出客观结论，为医务处解决纠纷提供可靠依据。

### 三、鼓励医护人员积极处理医疗纠纷苗头

医疗纠纷早期苗头出现时，鼓励医护人员积极应对患方的不良情绪，处置时不卑不亢，坚守原则，积极争取患方的理解，不发生正面冲突。

【小结】相关的早期化解方式和流程，增强了医务人员的责任意识、防范意识、危机意识，许多有早期苗头的事件化解在萌芽之中，医疗纠纷明显减少。上述举措还增进了医护人员与患者之间的沟通，加强了双方的理解，使医患双方都有更好的工作、就诊心态。

患者就医过程就是医疗技术施行过程，由于个体病情严重程度不一、技术成熟程度不同、患者心态和要求不一致，其可能发生的后果也千变万化。整个就医过程实际上是患者和家属对疗效和服务的无声流露。重视患者这种无声的流露，观察流露过程，尽善尽美地为患者提供服务是医护人员的义务，也是必须学习和提升的技能之一。

（魏以新　朱亚琴）

## 第九节　出院患者随访管理

【背景】出院患者随访工作是提高医院服务品质，完善医院"售后服务"的重要环节，是收集患者和家属对诊治过程满意度和意见建议的重要渠道，对于提升患方对医院的满意度、忠诚度以及医院口碑具有重要意义。

【问题】①无出院患者随访制度或随访流于形式；②出院患者随访管理制度不健全；③患者基本信息收集不全；④领导层对出院患者随访工作不够重视；⑤健康指导不全面、不专业；⑥随访过程只求数量而忽略质量等。

【做法】丽水市中心医院于 2004 年左右制订和推出出院患者随访制度并不断完善。

## 一、建立健全出院患者随访管理制度及流程

制订《出院患者随访工作制度及考核实施细则》，将出院患者随访工作纳入临床科主任、护士长年终综合目标考核；将出院患者随访工作纳入医院医疗质量持续改进内容进行检查，每季 1 次；健全出院患者随访流程，编制随访技巧与交流用语；院部给各病区安装专用出院随访电话；每月对病区首次随访患者完成情况进行质控；每季统计并通报归档，提高随访质量。

## 二、实施出院患者信息化管理

将出院患者随访工作纳入医院 HIS 系统，确保患者基本信息资料统一、齐全，以利于随访资料归档保存并促进无纸化电话随访工作顺利开展；使出院患者随访流程更规范、更合理，临床医护人员操作方便、可行；有效提高出院患者的随访效率。

## 三、开展多种形式的随访，提升患者满意度和信任度

制作统一的随访小卡，随访形式主要有电话、上门、信访、短信等，要耐心解答并有书面记录保存归档；同时也通过进行出院患者随访对患者进行满意度调查，并将患方反映的意见和建议进行梳理、汇总，及时与相关科室进行沟通，提出整改意见并督促落实。具体随访如下。

电话随访：电话用语要得体、灵活，以患者的意见需求和满意为随访目标和核心，客观真实地反映医疗与护理服务质量。

上门随访：对特需患者开展上门随访服务，面对面地沟通交流，不仅可直接收集患者的相关信息，还可发放有关疾病的康复资料，以得到患者及其家属的广泛认可。

书信随访：对电话联系不上的出院患者给予信访，既能送去温馨的问候，又能得到患者提出的建议。

短信、微信随访：对有一定文化程度的年轻人及中老年人，开展短信、微信随访，方便又迅速。

【小结】 通过出院患者随访工作，医生与患者的关系由"医"与"病"变成"医"与"人"的关系，促使我院与患者间搭起了一座"连

心桥"，从而大大提高医患之间的"情感"。患者出院后随访工作的有效开展，完善了医疗服务流程，提高了患者满意度，提升了医院口碑。

（王苏英　梅爱华）

# 第十节　推行分级预警和响应机制，防范重大医疗纠纷的发生

**【背景】** 近年来，医患关系紧张，医患冲突时有发生，医院又是人员密集的公共场所，如处理不当，极有可能演变成严重的医疗纠纷，甚至引发群体性事件。设立医疗纠纷分级预警和响应机制，能提高医务人员防范医疗纠纷的意识和应对能力，对医疗纠纷的早期发现，分级响应，积极处置，防范事态扩大具有重要意义，能有效防止伤医事件的发生。

**【问题】** ①相关科室及一些医务人员医疗安全意识不强，医疗纠纷早期化解处理不到位；②科室负责人不重视、无作为，导致纠纷升级，事态扩大，最终严重干扰医院的工作秩序。

**【做法】** 医院医疗纠纷的分级预警和响应机制源于政府对于社会事件处理时的分级预警制度，医院在重视早期医疗纠纷苗头化解的基础上实行以下做法。

## 一、根据医疗纠纷可能性的大小和严重程度分级

**1. 三级预警**　医院无过错，发生严重医疗纠纷的可能性较低，但有演变成纠纷的可能，预计经科室沟通、协调问题可以解决，若演变成纠纷有可能造成不良后果。

**2. 二级预警**　医疗行为有一定缺陷，有发生严重医疗纠纷的可能，预计经科室沟通、协调有可能得到解决，若演变成医疗纠纷可造成一定的不良后果。

**3. 一级预警**　医疗行为有明显缺陷，有极大可能会发生严重的医疗纠纷，即使经科室全力沟通、协调问题仍难以解决，隐患所涉及的医疗缺陷明显，将造成严重的不良后果。

### 二、医疗纠纷预警分级响应机制

**1. 三级预警** 医疗无过错，争取在科内妥善处理，在提高医疗服务质量的同时，加强医患沟通，以化解医疗纠纷。

**2. 二级预警** 医疗有一定过错，需要医务处等协助科室积极处理。

（1）科室制定积极的救治方案、同时积极沟通，力争将矛盾消灭在萌芽阶段。

（2）医务处协助科室处理纠纷，并把处理情况汇报分管领导。

**3. 一级预警** 医护工作中存在明显的缺陷导致患者有严重的并发症、残疾或死亡，患方有极度不满的表现甚至威胁，极有可能演变为重大医疗纠纷，需要院部总体协调、谨慎处理。

（1）科主任、护士长立即上报医务处（夜间总值班）并联系保卫科增强安保力量。

（2）医务处立即派人与科主任、护士长及相关人员共同讨论制定处理方案，并上报分管院长。

（3）在积极救治的同时，争取把握医疗纠纷处理时的主动权。同时和公安部门沟通，应对可能发生的重大医疗纠纷。

根据预警分级，由不同层面人员及时和患方沟通，正面回应患方诉求，将医院讨论意见如实告知患方，主动告知患方有关医疗纠纷处置的具体途径和程序。对医院存在过失或不足的案件，在法律框架内给予经济补偿，尽最大可能避免医患矛盾激化。对无医疗过错的，做好家属的解释疏导工作，对无理取闹者予以坚决打击。对不能协商解决的，积极引导患方通过第三方医调会或者法律途径解决。

根据医疗纠纷的性质、涉及人数和纠纷表现形式等不同情况，医务处、保卫科确定响应的时间、处置人数、使用装备等，并及时和公安部门联系，确保在发生医疗纠纷事件时能得到及时、有效的处置，防止事件恶化、升级。

### 三、总结教训，持续改进

当事科室或当事人在纠纷处置结束后认真分析原因，总结教训，制订整改措施。对于没有提前预警，导致医疗纠纷处置不力、医院经济损失或给医院产生负面影响的，根据医院相关规定做事后评鉴和追究。

【小结】 在严格实施医疗纠纷分级预警和响应机制后，医院在处理医疗纠纷过程中有据可依，条理清楚，相关医护人员在处理事件时，分工合作，不再盲目被动应对，尽最大力量切实有效地阻止事态恶化，控制纠纷升级。

如何积极、有效地处置医疗纠纷？医院领导要统揽全局，相关管理部门要有处理事件的分级和流程，同时提升医务人员对医疗纠纷的防范意识，心中有一杆处理医疗纠纷的秤，掌握主动，努力防止纠纷的恶化、升级。

（魏以新　祝恒凯）

## 第十一节　医警联动 防止医暴

【背景】 医院是人流密度大、治安状况复杂的公共场所。医疗纠纷发生后，患方在医院内寻衅滋事，故意损坏或抢夺公私财物，侮辱、威胁、恐吓、殴打医务人员，非法占据医院办公、诊疗场所，在医院内外拉横幅、设灵堂、拒不将尸体移放殡仪馆等行为，会造成极其恶劣的社会影响。为维护医院良好的诊疗秩序，强化医院综合治理，保障医务人员的人身安全和广大患者的合法权益，医院和辖区派出所积极探索，建立了新型长效的医警联动机制，防止医暴发生。

【问题】 ①医院平时不重视与公安机关的交流沟通，医警联动缺乏交流平台和长效机制；②纠纷现场处置机制不畅，医警沟通不到位；③医院安保队伍素质偏低，培训不到位，对突发事件的应对能力不强；④医院技防系统建设不完善。

【做法】

### 一、加强医警联系

（1）平时加强与所辖片区的派出所联系、沟通。

（2）加强与警务人员的交流，让干警了解医务工作的特点和医学客观存在的不确定因素。

（3）出现医疗纠纷时，警方能根据医疗纠纷的性质，商讨积极有效的处理方法。

①院方无过错的，医警联合坚决处理；

②院方有一定过错的，警方采取有效、合理的方法来化解；

③院方有重大过错的，发挥公安干警的"老娘舅"作用，积极做好家属的安抚、疏导工作，向患方介绍和解释医疗纠纷的处理程序，正确引导患方走向有理有据的解决途径（尸体解剖、医学鉴定、司法诉讼等）。处理事件的公安干警要充分了解医院的处理态度和患方不满的主要原因，保证双方对话渠道的畅通。

### 二、建立预警和快速反应机制

（1）辖区派出所在医院设有警务室，并有专职派驻医院的警官。

（2）医院监控室应急报警装置与当地公安机关联网。

（3）医院制定医疗纠纷应急处置和涉医违法行为应急处置预案，建立了警医联动、联防联控机制。

（4）遇到重大纠纷或违反治安管理或违法犯罪事件发生时，医务处、门急诊和病区等重要部门立即通过一键式报警系统通知安保人员迅速前往处置。

①保卫科立即报警，派出所警察及时介入，疏导和隔离双方，理性处置纠纷；

②一般性干扰医院正常工作的，通过向患方宣传法制，做好疏导、安抚、解释工作，迅速恢复秩序；

③对不听劝阻的恶性医闹案件则从速积极应对，牢牢掌握主动。

### 三、现场处置后，按医疗纠纷的分级预警和响应机制处理

见《实施分级预警和响应机制，防范重大医疗纠纷的发生》。

### 四、加强内保，保障到位

（1）建立应急特勤队，在公安机关指导下定期开展医疗纠纷处理、突发事件应急处置等相关培训。

（2）特勤队员在巡逻时身着特勤服装，佩带巡防袖标，起到警示作用。

（3）制定《保安特勤队组建方案及考核办法》，建立激励机制。

### 五、完善技防系统建设

医院监控中心实行 24 小时全方位、实时监控录像，并做好现场录像和同步录音的取证、保存工作。重点区域、重点部门配置红外防盗报警系统，视频监控覆盖率达到 100%。

### 六、注重加强医护人员医疗纠纷应对的教育

强化医务人员医德医风和综合素质教育，引导大家与患者进行良好沟通，提高服务意识，减少不必要的纠纷。设立医疗投诉办公室，接受患者的投诉，积极有效地化解各种医疗不满或纠纷。

### 七、强化医警联动工作机制

近年来，市卫计委会同市公安机关、市直医疗机构建立了常态化医警联动机制，设立市公安局驻市卫计委联络室，每季度召开专题联席会议，通报交流医疗机构重大医疗纠纷处置、医警联动机制建设及安保工作情况，研究部署医疗纠纷的处置、隐患摸排和化解机制，对重点人员稳控措施进行研判。将预防、化解医患矛盾，构建和谐医患关系纳入重点工作管理。

【小结】医警联动充分发挥了公安力量在处理医疗纠纷事件中的中坚作用，威慑并减少了医闹事件的发生，也增强了医护人员的工作信心，对医院正常工作的环境起到了很好的维护作用。

在医疗纠纷处理问题上，无论是院方还是警方，最重要且最有效的处理方法在于同患方的良好沟通，努力让非医疗人员了解医疗的特殊性，理解医疗工作的难度与患者的复杂心态；同时医警联动，分层合理应对医疗纠纷，积极妥善处理，对防止纠纷或医暴升级都非常重要！

（魏以新　祝恒凯）

# 第十二节　信息化色彩标识用于多重耐药菌、HIV 阳性和涂阳肺结核患者的管理

**【背景】** 21 世纪人类将面临三大病原微生物的威胁：医院感染的耐药菌株（MDRO）、耐多药结核菌（MDR－TB）、艾滋病病毒（HIV）。在临床工作中，医务人员常常不能及时获知多重耐药菌等的感染，因而未能及时做好相应防控，造成多重耐药菌等的职业暴露或院内流行，甚至导致暴发流行的事件发生。因此，在多重耐药菌等防控中，让医护人员第一时间获知相关信息并做好有效防控是一项重要的工作流程。

**【问题】** ①在传统的管理流程中，医务人员常常无法在第一时间得知多重耐药菌等的检查结果；②被感染者不能及时发现，导致个体隔离预防和医护人员职业防护滞后。

**【做法】** 利用信息化色彩标识进行提醒管理，使各科室医务人员在最快的时间内获得相关信息，做好相关防控，具体如下所示。

## 一、颜色设置

（1）信息中心在电子病历系统设置 MDRO（MRSA、CRE、VRE、XDRAB、XDRPA）患者为蓝色标识，HIV 阳性患者为红色标识，肺结核患者痰菌阳性为黄色标识。

（2）检验科一旦发现上述情况，只要点击发送，电子病历系统中相关患者一栏就会变成相应的颜色，医院感染科工作人员和临床科室经管医生则会同步收到相关短信提醒。

## 二、填写《多重耐药菌等患者个案管理登记表》

医院感染科收到短信提醒时，及时通知科室督促经管医师填写《多重耐药菌等患者个案管理登记表》。

## 三、医院感染科的监管

（1）医院感染科对相应感染患者的防控情况进行跟踪，了解科室是

否在第一时间做好接触隔离的相关防控。

（2）定期对医务人员进行督查，对接触隔离相关防控措施未落实到位的原因进行分析，敦促医务人员及时整改。

（3）医院感染科专职人员每天审阅检验科检验结果，查看多重耐药菌感染等患者是否被标记隔离，对未按要求执行的，督促其整改并通报和扣分，同时与奖惩挂钩。

【小结】通过信息化色彩标识，临床科室的医务人员能在第一时间获知 MDRO、HIV 或痰菌涂阳肺结核患者，既能及时做好接触隔离与自我防护相关措施，又很好地保护了患者的隐私。

对于医院的一些工作流程，相应职能部门要善于学习总结和借鉴别人的成功经验，并结合医院的实际情况，充分利用好信息化资源，为临床工作提供有效、便捷、接地气的服务。

（徐丽英）

# 第十三节　毒、麻、精药品管理

【背景】医用毒性药品（试剂）因其毒性剧烈、治疗剂量与中毒剂量相近，管理或使用不当会引起相关事件，麻醉药品和精神药品在连续使用后容易产生对药物的依赖和成瘾。因此，它们都是医院在临床用药中的特殊药品，在社会上常常有很大的"需求"，如果毒、麻、精药品管理不善，就会出现被骗取、冒领、被盗等安全事件，甚至造成中毒或死亡的严重事件。

【问题】①毒、麻、精药品管理制度不完善，组织不健全；②相关管理的硬件设施不到位；③相关监督管理措施落实不到位，没有定期组织专项检查和改进。

【做法】医院根据卫生行政部门《麻醉药品和精神药品管理条例》《医疗用毒性药品管理办法》《处方管理办法（试行）》和《丽水市中心医院毒、麻、精药品处方管理规定》等要求，结合具体工作，积累了一套行之有效的毒、麻、精药品管理经验。

## 一、管理制度建设

医院根据《麻醉药品和精神药品管理条例》《医疗用毒性药品管理办法》及卫生行政部门相关配套文件精神，专门成立了毒、麻、精药品管理委员会，制定了毒、麻、精药品管理制度和培训考核计划，细化责任落实。对毒、麻、精药品从采购、运输、验收、登记、存储、保管、调剂、领发、回收销毁等各个环节加强监管，不留死角；药库设立毒、麻、精药品专库，库内使用专柜分别存储麻醉药品、医用毒性药品、第一类精神药品、第二类精神药品，严禁与其他药品混杂。专柜使用保险柜，设有高级别的防盗和报警监控装置，严格实行专库专柜双人双锁管理，建立专用账册。药学部和使用科室配备专人专册负责毒、麻、精药品管理，药品出入库严格执行双人复核，保证各种记录的完整性。

## 二、规范管理流程

**1. 加强计划管理**　毒、麻、精药品使用由药学部制定专门编排计划，在指定经营单位定点采购，确保进货途径合法合规，严把质量关。医师严格执行卫生行政部门相关文件规定，药学人员在调配、发药时严格执行"四查十对"制度，对毒、麻、精药品的处方剂量、处方规范进行层层把关。

**2. 加强有效期管理**　注意药品有效期管理，避免浪费。为保证麻醉、精神药品用药安全、有效，药品应尽量保留原包装，如领回的是散装药片，则马上将生产批号、有效期写在小标签后贴上；对于领回的药品，严格按有效期的远近分别放置，遵循"先进先出，近期先用"的原则；主管护士或护士长定期检查药品有效期，以防过期失效，避免医疗安全隐患。

**3. 加强领用管理**　毒性药品严格落实保管、验收、领发、核对等管理制度，每次处方剂量不得超过二日剂量，调配处方时，必须认真负责，计量准确，按医嘱注明要求，并由配方人员及具有药师以上技术职称的复核人员签名盖章后方可发出。取药后处方保存二年备查。

**4. 加强备案管理**　麻醉、精神药品专用账册是判断是否发生滥用及成瘾的重要记录，责任人做到认真填写，规范管理。主管麻醉、精神药品的护士每天检查使用情况，对已使用和补领回的麻醉、精神药品及时出、入账，并做好登记。各病区麻醉、精神药品基数相对固定，临床使用较少或长期不用的麻醉、精神药品要及时向医务处和药学部申请减少或取消基数。

### 三、强化责任意识

**1. 强化授权管理** 为加强医院毒、麻、精药品管理，保证毒、麻、精药品的合法、安全、合理使用，促进临床合理用药，保证患者用药安全，我院每年由医务处和药学部联合组织毒、麻、精药品的合理使用专项培训和考核，每年组织具有执业医师资格和药品调剂资格的新员工进行毒、麻、精药品的法律法规及专业知识培训、考核，考核合格后才授予毒、麻、精药品处方权。

**2. 提高风险意识** 通过定期组织开展法律法规、警示案例等学习方式，不断增强医务人员对毒、麻、精药品管理的理解，强化医务人员在使用此类药品时的风险防范意识。

**3. 提升监管意识** 麻醉药品使用必须由授予麻醉药品处方权的医师出具《麻醉药品专用诊断证明书》，经医务处统一审核后发放麻醉药品专用病历，患者信息由医务处统一录入特殊药品管理系统。一位符合办理特殊药品的患者只能选择一家医疗机构办理，利于对其使用环节的监控。

### 四、健全督查机制

（1）医务处、护理部、药学部、保卫科每季度对各临床科室、麻醉科、药学部进行毒、麻、精药品专项检查，随机抽查处方、登记账册和药品，对检查中存在的问题责任到人，立即整改，不留隐患。对病区、药房、患者的过期和剩余药品严格执行统一回收销毁处理，避免末端遗失。销毁时药监和卫生主管部门、医务处、保卫科相关人员到场。

（2）保卫科将毒、麻、精药品储存处列为重点安全防范对象，加强技防监控，严防盗窃事件的发生。

**【小结】** 医院管理应做到事无巨细都有健全的管理制度。毒、麻、精药品管理涉及多个部门，必须制订切合实际的相关制度和规定。平时相关人员要严格按照制度和规定操作，各部门则按条块做好相关工作并定期开展联合检查，确保照章执行。相关的工作人员要加强防范意识，不给"有心之人"以可乘之机。

（魏以新　祝恒凯）

# 第四章

# 护理质量与安全管理

## 第一节　护士长五查房

【背景】护理工作内容繁琐，工作量大，护理队伍中年轻护士多，临床护理经验缺乏。病区护士长为了更好地把控护理质量，做好查漏补缺，推行每日五查房制度，对高龄、危重、特殊患者或其他特殊情况进行重点巡查，及时发现问题并进行有效处理。

【问题】①年轻护士发现问题、解决问题的能力不足；②病房护理节点有疏忽或存在缺陷。

【做法】

一、一查：7:30（早会前）

（1）查看交班报告；

（2）评价夜班护士工作质量，包括病区环境，护士站、治疗室、处置室的整洁度及陪客管理情况；

（3）了解前一日新入院、手术、危重、病情有特殊变化患者的护理质量、心理状态及存在问题。

通过一查为晨会交班提供资料信息，便于晨会时点评和对白天护理工作的指导，结合实际案例进行晨间提问、小讲课等。

二、二查：9:30~10:00（护士治疗和宣教时）

（1）重点核对医嘱的正确性，以及时发现、纠正错误；

（2）评估患者的健康教育执行情况及病房管理质量，并能督查护士治疗的规范程度；

（3）加强护患沟通，了解患者的心理需求。

### 三、三查：11：10～11：40 （上午下班前）

（1）重点核查当日患者护理、治疗落实情况；

（2）评估治疗饮食，了解患者食欲；

（3）对手术、特殊治疗及重点患者实施安全护理评估，给责任护士以指导意见。

### 四、四查：13：30～14：00 （下午上班时）

（1）与责任组长一起共同巡视病房，评估中午时间段的护理质量及患者的治疗、心理状态；

（2）检查住院环境，如：走廊、电梯厅、新风机房等，确保整洁、安静和安全。

### 五、五查：17：00～17：30 （下午下班前）

（1）重点评估当日新入院、手术、危重及特殊情况患者的护理质量，对发现的问题及可能出现的问题给予指导处理；

（2）指导夜班护士工作重点：危重患者的观察、护理注意事项；

（3）查看急救物品、器械、药品准备或完好情况，为夜班护理工作的顺利进行提供方便。

【小结】 通过实施护士长每日五查房制度，降低了护理不良事件及护理投诉的发生率，提高了年轻护士的业务水平，创造了一个安全舒适、整洁温馨的就医环境，提高了患者满意度。

护士长五查房是医院护理规范化、科学化、精细化管理的一项重要举措。护士长每日五查房是对护理质量进行全面、深入地检查、评价护士全天的护理工作质量，提出交班的重点问题，合理调配人力资源，对提高护理质量，提高患者满意度，降低不良事件的发生率有重要作用。

（丁巧玲）

# 第二节 搭建护士长交流平台，提升管理能力

**【背景】** 年轻护士长大多从临床护士中选拔任用，没有经过系统的管理知识培训。如何培养一支专业能力强、懂管理的护理管理队伍是每家医院面临的实际问题。

**【问题】** ①年轻护士长管理经验不足；②护士长学习交流平台少。

**【做法】** 随着医院规模的扩大，需要大量有干劲、懂管理、专业强的护理管理人员，丽水市中心医院在对护士长管理的培养上进行了有效探索。

## 一、泛主题交流会

（1）每年分内外片区举行科片护士长经验交流会，不同工作年限的护士长分批召开；

（2）每年举行年轻护士长、新上任护士长、副护士长、护士长助理经验交流会，每位护士长结合自己的工作体会从不同角度总结个人管理工作亮点及困惑。针对讨论中涉及的深层次问题，护理部主任与护士长们进行深入交流，针对问题实质，提出处理方法或以往类似问题处理经验等，举一反三。

## 二、各种专题交流会

（1）根据工作过程中发现的共性问题，护理部有针对性地召开专题交流会。

（2）举办外出进修学习交流会，如"赴台学习后感悟交流会"等。

（3）举办护理质量专题交流会，如"护理记录书写交流会""优质护理服务交流会"等。

**【小结】** 护士长经验交流会使大家能够充分交流护理各方面的管理思想、理念、知识和经验，不仅为护士长提供了实际处理临床问题的经验和方法，也为护士长提供了展示自我和相互交流的平台，极大地提升了护士长的管理能力。

护士长在日常管理过程中会遇到各种各样的状况，既有大的安全事

件，也有小的、琐碎的事情。如何培养年轻护士长的管理能力，提升其管理水平，护士长经验交流会是一个很好的平台。它使护士长之间相互学习，汲取他人的经验活学活用，从而提升医院整体的护理水平。

（危月球）

## 第三节　"防呆法"在护理质量管理中的应用

【背景】护理是医疗工作的终端，涉及面广，流程多，环节多，人员多。如果不能把好最后一关，会直接影响医疗质量和医疗安全。

【问题】①日常工作由于疏忽流程或工作繁忙，造成患者不满甚至带来安全隐患；②医生由于工作忙疏忽了患者过敏史，具体下医嘱时会开出过敏史药物，或者开超过皮试有效期药物时，皮试结果选择"阴性"或"免试"，若护士把关不严则存在安全隐患。

【做法】丽水市中心医院在防止职业疏忽，设置护士工作门槛方面做了一些尝试，并取得了一定成效，归纳如下。

1. 在流程设计中引用"防呆法"的原理，通过流程设计来避免错误发生。

2. 利用"断根法"原理，将错误从源头杜绝。如皮试管理流程的改进，只要护士在 HIS 系统输入有皮试阳性或过敏史，医生即不能开出相关药物医嘱，而 TAT 等特殊药物通过特殊途径实现开医嘱功能，从源头上杜绝了因错开医嘱可能导致的风险；护士未输入"阴性"皮试结果，不能打印执行卡片，杜绝了护士未做皮试而给药的风险。在生命体征录入中也采用了这个原理，即录入的数据偏离一定数值，不能保存录入结果，如果未完成数据录入，无法打印体温单。又如检查未完成，护士打出院标志会跳出提醒，只有处理后才能打出院标志等等。

3. 利用"层别原理"对各类文件、资料进行管理。以线条的粗细或形状加以区别，以不同颜色来代表不同内容，如红色代表需要紧急处理文件，白色代表常用文件，黄色代表机密文件。

4. 利用"保险原理"规范护士夜班管理。如规范全院护理班次名称和上班时段，通过全院考勤系统调取数据，用 excel 函数自动统计夜班数等。

5. 根据"顺序原理"对常用文件、学习资料进行排序管理，如以"斜线"方式完成档案管理，对不常用仪器操作进行步骤编号，方便不同科室操作使用。

6. 利用"警告原理"对错误给药进行"警告"。如不在规定时间给药，PDA会发出刺耳的声音，给错对象也同样发出警告。

7. 利用"自动原理"设计自动退药、退费流程。只要医生输入开始和停止时间，计算机可自动计算药物数量、费用数量，自动退回多余的药物和收费。

8. 利用"相符原理"确保护士正确衔接各种管道，确保吸氧管、输液管、鼻饲管接头不会相互衔接混用，防止护士接错管道。

【小结】"防呆法"在护理质量管理中的应用，较好地提高了准确性、安全性和工作效率，同时方便了患者，很好地防止了医务人员的职业疏忽。

（潘红英）

# 第四节　追踪检查在护理质量改进中的应用

【背景】在临床护理质量评价中，如何监控各项护理工作是否真正落实和保持常态化，我们采用"追踪方法学"从管理流程中查找工作不足，增强护理人员的护理质量改进意识，更好地为患者提供优质的护理服务。

【问题】①护理质量管理流程不够完善；②医院年轻护士多，护理质量意识不强；③护理质量日常督查不到位。

【做法】

## 一、建立健全护理质量追踪和评价机制

（1）建立护理质量管理组织

①建立护理质量三级监控组织，形成院控、科控、自控的纵向管理和护理质控小组常规化、制度化、规范化的横向管理；

②成立专业管理小组，如输液护理管理、褥疮护理管理、跌倒护理

管理、疼痛护理管理、危重病护理管理、糖尿病健康教育、护理安全管理小组等。

（2）制定和修改护理质量评价标准、标准作业流程，编印《护理指南》，护理制度、职责、规程、预案和流程完备。

（3）制订年度护理质量目标管理方案及追踪计划表，严格按计划实施质量管理，并根据实际情况对追踪计划进行调整。

### 二、提高护理人员质量意识

**1. 人人参与质量管理**　改变仅由护士长进行质控的模式，设置了科内护理质量控制小组，由年资较高、工作责任心强的护士担任小组成员，分工负责质量管理，对护理质量进行监督和控制，在进行监督检查的同时起到质量监督培训的作用。

**2. 选择案例进行护理质量的评价**　定期组织活动，选择涉及层面多、跨学科的护理案例进行护理查房和讨论，通过查房剖析护理过程中的问题，从而提出改进办法。

**3. 安全警示教育**　通过不良事件案例分析，警示护理人员提高风险意识和责任意识。

### 三、实施追踪检查并反馈情况

科内护理质量管理小组成员、科护士长及护理部主任对照标准对执行情况检查并追踪落实。

（1）通过参加病区晨会、床头交接班，了解危重患者护理工作是否到位。

（2）加强日常督查，查看排班表、岗位流程、工作标准、技术能力、护士培训考核记录、患者护理记录等资料。

（3）检查护士长工作流程及管理情况，将追踪检查发现的问题口头和书面反馈给相应责任人。

### 四、追踪效果及评价

通过 OA 系统填写质量追踪检查的反馈验证情况表，填写该表可双向反馈问题的整改和验证情况。

## 五、总结质量追踪改进情况

通过结果反馈制、责任追究制和持续改进制，实现护理质量的持续改进。

【小结】应用追踪检查法对各科室进行护理质量评价，护士长学会了运用追踪检查法对本科室存在的问题进行系统分析与改进，并根据追踪检查存在的问题优化、完善本科室的流程、表单、规章等，使护士长的执行力和管理能力得到显著提升。通过追踪检查的应用，护士的质量意识明显提高，变原来的"要我增强质量意识"为"我要增强质量意识"，保证护理服务达到规定的标准和满足服务对象的需要，使患者真正从护理质量控制中受益，真正享受到舒适、安全、满意的护理服务。

应用追踪检查法可发现护理过程和环节中存在的问题并做整改。同样，只有注重过程管理和环节管理，才能不断完善和优化评价标准和作业流程，使护理质量管理规范化、常态化，获得高品质。高质量的护理服务不可一蹴而就，需要长期的不懈坚持、持续追踪改进。

（吴丽仙）

# 第五节　护理个案指导，提升年轻护士急危重症抢救能力

【背景】随着医院规模的扩大，大批年轻护士走上了工作岗位，如何改进工作，尽快在短时间内使年轻护士的理论、技能、应急能力等方面走向成熟，是护理管理者要思考的问题。

【问题】①年轻护士主动学习的积极性不足；②年轻护士专业知识积淀不足，对急危重症患者的识别和应急抢救能力差。

【做法】护理个案指导是以某个患者的问题护理为例，对科室护士开展系统、严谨和有目标的评估指导。

## 一、全面评估护理措施

危重患者收住院时，护士长或责任组长参加患者抢救，同时观察

133

年轻责任护士对患者处理和配合医生的救治过程。抢救患者结束后，检查护理记录内容，了解护士对患者的病情评估和护理措施是否周全、到位。

## 二、改进护理措施的方法

（1）抢救患者过程中现场指导护士配合医生抢救患者和病情观察。

（2）下班前跟夜班护士交待急危重症患者的重点护理措施，并给当天年轻护士布置作业，下班后查阅患者的相关护理知识。

（3）次日早上，护士长先检查患者晚上护理措施实施情况，同时评估病情。

（4）听取夜班护士汇报患者病史，带着白班护士进行床头交接班和护理体检，然后讨论分析该患者存在的护理问题，如医生为什么要开相关检查和治疗？护士需要采取哪些护理措施？各种措施的依据是什么？指出在护理过程中存在的缺陷和改进措施。

（5）对患者的护理措施进行跟踪检查，患者痊愈出院或死亡均要总结经验教训，进行持续质量改进。

【案例】 某病房新收住一位3个月的肺炎患者，患儿喘息明显，轻度发绀，医嘱给吸氧、雾化、抗炎解痉、心电监护等措施。在雾化过程中，患儿突然全身发绀，心率、呼吸减慢，护士长根据多年的经验考虑呼吸道痰液阻塞，立即给予吸痰处理，婴儿马上面色好转，心率、呼吸恢复正常。事后当时在场的一个护士说："我怎么就想不到吸痰呢?"护士长马上布置相关作业，组织科室护士分析讨论，婴儿呼吸道本身相对狭窄，加上呼吸道炎症充血水肿，雾化后分泌物稀释，容易导致呼吸道窒息，出现心跳、呼吸骤停并发症。讨论后科室年轻护士对婴儿雾化吸入过程的并发症观察和处理有了深刻的理解和掌握。

【小结】 通过个案指导、培训年轻护士，能使年轻护士快速掌握不同疾病的护理方法和评估方法，有效地落实护理措施，配合医师提高患者的救治成功率。此举措还能在较短的时间里提高年轻护士的急危重症抢救能力，值得在临床中推广。

年轻护士的成长关乎医院未来的发展，医院需要制定详细的培训计划和措施，相关指导工作要更接地气，因病因人施教，并对培训计划的实施过程进行评估，才能为护士的快速成长创造一个良好的学习环境和氛围。

（蒋慧玲）

# 第六节　推行责任组长制，改进护理模式和质量管理

**【背景】** 随着医疗护理模式的转变，为提升临床护理效率，我们在护理的工作模式和方式上做了探索，在病区推行责任组长负责制，分层使用护士（文中分层护士用规范代码表述：N0 指工作 1 年内的护士，N1 指工作 2 年的护士，N2 指工作 3～5 年的护士，N3 指工作 6 年及以上的护士）。

**【问题】** ①护理管理模式陈旧、职责不明确、分层管理和培训不到位；②年轻护士发现和处理问题的能力弱。

**【做法】**

## 一、责任组长聘任

护理部根据每个病区工作情况，设责任组长 2～6 名。通过自愿报名，公开竞聘演讲，民主测评，最后护理部根据综合成绩聘任确定。

## 二、制定责任组长职责和管理内容

**1. 责任组长职责**

（1）责任组长是指医院聘任的责任组长，包括副高及以上职称护士、总带教老师和 N3 护士，对本组的护理工作总负责。

（2）根据同组 N0、N1 等责任护士的综合能力，进行工作督查、指导、处理疑难问题等。

**2. 责任组长分组方式**

（1）护士长根据病区患者的情况把患者分为若干个责任大组及责任组进行分管。

（2）责任组长与 N0、N1 护士在同一大组。

（3）N2 护士根据其工作能力，分别安排在责任大组或责任组内。

**3. 责任组长管理内容**

（1）每日根据患者病情和工作内容合理安排本组责任护士工作。责

任组长分管4~8个患者，高年资护士分管重患者，低年资护士分管轻患者。

（2）参加晨间交班。听取夜班护士汇报患者24h的病情变化、特殊治疗、检查、护理等。

（3）参加本组患者床边交接，重点检查管路、体位、皮肤及基础护理的落实情况等。

（4）责任组长除做好分管患者护理工作外，还需巡视、了解本组患者的情况，掌握危重患者、特殊检查患者、手术患者的病情，指导并参与本组危重、技术难度大或护理风险高的患者抢救和护理工作。

（5）随同主治医生查房，了解患者最新病情动态和医生意见及治疗方案。

（6）制定护理计划，对重点患者进行护理床边查房，指导下级护士的护理工作，及时督查各项护理措施的落实情况。

（7）组织疑难病例讨论，本专科不能解决的护理问题及时申请护理会诊。

（8）在临床护理过程中及时发现不安全隐患并处理。对责任护士病情观察、护理措施、健康教育落实及护理文件书写完成情况等进行评价、分析、指导。

【小结】责任组长的设立，提高了护理质量和团结协作能力，激发了护理人员学习的主动性，同时也调动了护理人员的工作积极性，减轻了年轻护士的工作压力，使人力资源得到合理发挥，工作效率明显提高。

护理责任组长制管理模式的推行，充分体现了护士分层、分级使用的价值，在护理工作中起到传、帮、带的作用，发挥了护士的潜力，提高了其工作积极性。在提高护理质量、患者满意度及年轻护士业务等方面发挥了很好的作用，值得进一步推广。

（周望京）

## 第七节　护理会诊解决护理难点

【背景】随着医学的发展，医学专科和亚专科发展迅速，临床专科越分越细，更加强调专病专治，护理也逐步进入专科化，各科危重疑难患者的跨专科护理生疏问题日益突出。制定护理会诊制度，实施护理会诊是解决问题的有效途径。

**【问题】**①护士对于复杂、疑难、危重患者护理不到位；②跨科、专科的医疗护理知识掌握不到位，护理过程缺陷多，不能有效应对相关护理难点；③新技术、新项目护理不熟悉，护士间的跨科交流少，特殊护理缺陷明显。

**【做法】**医院针对专科护理熟练，而跨科护理生疏、缺陷多，危重疑难护理不全面的现象进行梳理，用护理会诊方法解决了相应问题。

### 一、建立护理会诊组织

（1）护理会诊组由具有专科特长的科护士长、护士长和专科护士组成，包括危重患者护理会诊组和护理并发症（伤口/造口、压疮、输液）会诊组。

（2）成立危重患者呼吸支持应急小组。医务处负责排班，每天晚上安排值班人员（医护分组）。如夜间病区紧急应用呼吸机（监护室、急诊科、呼吸科、胸外科除外），可随时呼叫"危重患者呼吸支持应急小组"成员，值班人员接到呼叫会立即赶往现场指导呼吸机应用，并指导值班护士护理注意事项和观察要点，直到患者安全才离开现场。

（3）建立微信会诊群，如护士长微信群、专业小组（压疮、输液、糖尿病教育、人文关怀、护理安全等）微信群（各专业小组组长担任群主），通过微信及时解决护理管理和临床护理疑难问题。

### 二、制定护理会诊流程

（1）各病区遇护理疑难、危重、复杂问题，科内难以解决时应及时申请院内护理会诊。

（2）责任护士通过电子病历系统填写会诊单，将主要病史、目前情况、会诊目的书写清楚，提交给护理会诊组组长。

（3）护理会诊组组长及时组织人员会诊，应邀人员随叫随到；普通会诊24小时内完成，急会诊5~10分钟内到达。

（4）会诊后及时提出指导意见，并写好会诊记录。

（5）会诊后如还需其他专科处理，组长可组织人员再次会诊，不得相互推诿或延误。

（6）临床紧急难题实施24小时电话急会诊或通过微信图片在微信群请求急会诊，群主或群内人员会随时给出正确的会诊意见，如图片不能反映实际情况，群主会立即到现场会诊指导。会诊结束，组长需根据患者病情进行随访追踪，直至患者病情稳定或痊愈。

【小结】 自开展护理会诊制度以来，每年完成护理会诊千余例，解决了诸多临床护理疑难问题，有效提高了临床护理质量；同时还减轻了护理人员工作和心理压力，提高了临床护理人员工作满意度。

护理会诊不但能加强科室间的护理协作，提高护理质量，给予患者专科护理支持，还能充分发挥各临床护理专家、专科护士的特长，增强相互间的交流，促进新技术的应用，也促进护理人员相互学习、认真思考，提升护理人员的横向业务水平。

（陈嘉凤）

# 第八节　信息化助推护理提升

【背景】 医疗流程、医疗服务信息化是医院发展的必然趋势。如何有效提升护理工作信息化，仍需要做很多的探索和实践。

【问题】 ①原有的信息软件多由不同公司开发，并未实现真正意义的电子医嘱，无法实施移动查房和移动护理；②护理电子病历未设立结构化模板，不方便护理人员操作；③护理工作信息化需要各部门的沟通协作，但目前这种沟通协作并不到位；④护理信息化牵涉的内容多、细节多，许多环节没有统一、现成的处理方式可以提供参考。

【做法】

## 一、多部门联合开发软件

院部、信息科、质管处、护理部、医务处、药学部、物价科、医保办等多部门合作，制定电子医嘱试行规范，并在医嘱规范的基础上自主开发适合我院特色的电子医嘱软件，为移动护理和移动查房创造必要条件。

## 二、改造现有的软件系统

（1）在原有电子病历的基础上建立按系统设置的结构化护理电子病历模板和公用护理记录模板，各科按照疾病特点建立科室模板，方便护士采用勾选方式输入。

（2）对电子病历流程进行改进与优化，在护士工作站不需要重新登录就可直接进入电子病历系统，上报数据可直接从电子病历中导出，上报至卫计委的网络直报系统。借床患者不需要停止医嘱即能转回原病区。

（3）完善患者变动饮食系统，方便营养科和临床科室实时查询变动饮食和送餐情况，减少反复电话沟通环节。

## 三、成熟软件外购

除对现有的系统进行优化外，医院还积极引进手麻系统软件、无菌物品供应追溯系统、移动护理系统、办公 OA 系统等软件，通过与公司、使用部门的反复沟通、协调和改进，使之符合我院临床情况。

## 四、软件后续开发

加强相关软件的不断开发、改进和整合，建立适合我院实际的护理信息化系统。

【小结】护理信息系统的开发外部需要加强与软件公司工程师的沟通，认真学习成功的经验，了解最新进展；医院内部需要多部门的积极配合，联合开发与整合。同时还要不断征求临床一线人员的需求和建议，才能使护理信息化接地气。护理信息化给护理工作带来了全新理念，使护理工作更具程序性、时效性和安全性，更顺应人性要求，同时也克服了人性的局限，很大程度上减少了人为的错误。

（潘红英）

## 第九节　创新入科教育方式，增强护生归属感

【背景】每年医院都会接收各地的"准护士"来院实习。临床实习

是护生向护士过渡的必经阶段，入科教育则是帮助护生迅速熟悉环境和病房管理的基本流程。

**【问题】** ①护生对新科室有陌生和恐惧感，缺乏情感支持和团队归属；②入科教育简单教条，护生缺少融入感。

**【做法】** 在实习生入院第一天，护理部进行集中岗前教育，入科前帮助护生与带教老师取得联系，搭建交流平台，运用课件将入科介绍流程化、简洁化。

### 一、岗前教育

通过向实习生介绍医院，解读核心制度和《实习生守则》，告知如何正确填写临床工作表格和各类问卷调查表，以及总带教老师自我介绍等形式，让实习生了解医院以及需遵守的规则，并熟悉总带教老师。

### 二、入科前先去带教科室报到

各实习护生在入科前先到实习科室向护士长及总带教老师报到，提前与带教老师沟通交流，了解科室排班情况，双方留下联系方式，便于联系，增进情感。

### 三、入科当天早会护生自我介绍

入科当天早会，护生做 10 分钟自我介绍。通过自我介绍，带教老师会大体知道学生来自哪里、学习习惯、擅长什么等等。有些表达能力强又有幽默感的学生，当场就能给老师留下良好印象，为以后的学习交流打下了良好基础。

### 四、思维导图使科室信息更清晰

1. 通过 PPT 向护生介绍病房工作环境、工作流程、每班职责、专科特点及带教老师情况等入科须知。

2. 介绍入科须知后，总带教老师带领学生熟悉科室环境，并给每位护生发放思维导图，进行针对性宣教和培训，帮助护生在较短时间内熟悉环境，消除陌生感，融入实习科室。

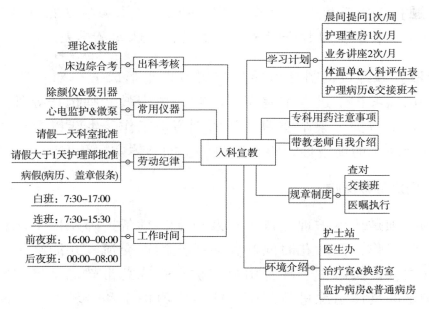

### 五、护生传递经验

召开护生离科分享会，交流个人实习感受，组长负责将学习感受、本科医护人员的工作特点和生活习惯汇总成专科实习日志，交由下批实习生借鉴学习，方便新护士更快熟悉和更好适应。

**【小结】** 规范化的入科教育，在很大程度上促进护生对环境的迅速熟悉，消除其新入科时的恐惧感和茫然感，同时增进对科室的认同感和归属感，有利于激发护生的工作信心和学习热情，护生带教满意度由原来的92%提升到98%。

（杨碧虹）

## 第十节 实习护士的导师负责制

**【背景】** 具有一定规模的医院每年都有大量的实习护士来院实习，如何有效提升实习护士护理技能及职业素养，各家医院都在积极探索。丽水市中心医院在推行新护士导师负责制的基础上推出实习护士导师负责制，以加强对实习护士职业发展道路的引导，在就业前提高实习护士职业准备方面取得了较好效果。

**【问题】** ①实习护士对于工作环境不适应，主动学习能力不足，专业能力提升不快；②实习护士情感缺乏支持，团队归属感差。

**【做法】** 导师负责制是指导师与实习护士形成"一对一"培养的教学模式。由实习护士进入本院实习的第一位带教老师担任导师，负责指导、督促该实习护士整个实习期间的学习、工作、生活以及思想动态等方面，并及时全面地掌握、跟踪实习护士的整体实习状况。

### 一、规范导师资质

导师必须是从事护理工作 3 年及以上，具备护师及以上职称，热爱护理及教学工作，愿意花时间和实习护士沟通交流，并能给予实习护士正确引导之人。实习护士导师由科室护士长或总带教老师确定，然后根据实习护士的具体情况进行匹配，或由实习护士和带教老师双向自愿选择产生，原则上 1 名导师指导 1 名实习护士。

### 二、建立导师工作制度和职责

（1）导师与实习护士互留手机号码、微信或 QQ 号，以保持经常性联系。

（2）导师每月与实习护士的其他带教老师相互沟通，获取实习护士的信息，评估其各阶段的实习情况，采取针对性指导。

（3）分阶段带教

①初期实习阶段，帮助实习护士在学习中尽快适应医院及科室环境，着重培养实习护士的职业素质和专业情感，掌握临床基本护理理论知识及操作技能。

②中期实习阶段，着重培养实习护士在工作中发挥主观能动性，发现自身问题的能力。

③末期实习阶段，帮助实习护士客观评估自我，正确面对应聘，为实习护士走上护理工作岗位打下良好基础。

（4）每月至少与实习护士进行一次谈心，动态关注实习护士思想、学习及生活情况，给予鼓励与帮助。

（5）建立导师追踪表，记录师生活动全过程，每月上报护理部。护理部定期检查各科室实习护士带教工作开展情况，及时予以指导。

### 三、组织导师培训

护理部和科室定期组织导师培训，包括导师应具备的素质、授课技巧、沟通技巧、心理护理、临床带教方法、如何制作 PPT、基本技能和专科技能操作规范等。

### 四、实施双向评价

开展实习护士对导师、导师对实习护士的双向评价，结果上报护理部，作为实习护士评优、导师聘用及导师绩效考核的依据。

【小结】导师负责制使实习护士在新的工作环境全程都有"一对一"的导师。自实施以来，实习护士的综合考评成绩有了明显提高，增强了实习护士的团队归属感，促进了实习护士对职业的认知和职业生涯的规划。同时，实施导师负责制也增强了带教老师自身学习的意识，促进导师在带教过程中树立职业行为的榜样作用，在完成专业教学的过程中，也注重对实习护士的生活指导和思想交流，进一步提升了医院带教水平及护理质量。

实习护士导师负责制是护士培养形式和方式上的创新，因人因时分段施教，突出了"以学生为本"的教学理念，契合了"90 后"实习护士的个性化带教需求，有效促进了师生间的互信关系。导师负责制在引导实习护士树立正确职业价值观、培养实习护士临床思维、提升临床护理技能等方面起到了重要作用。

（冯小红）

## 第十一节　搭建护士情感沟通平台，<br>提升护士职业素养

【背景】护理工作劳动强度大，精神压力重，由于临床护理工作繁重，工作和生活交流平台局限，再加上长期"倒夜班"，对护士的睡眠以及情绪波动等方面都造成不同程度的影响。但职业特点决定了工作性质，医院护理管理除了要努力改善职业硬环境，营造软环境，增强护士职业认同感，提高护士正确处理不良情绪的能力外，还要为护士提供释放压

力、发挥潜能的平台。因此，如何为护士搭建情感沟通平台是医院护理管理者要认真思考的问题。

【问题】 护士劳动强度和精神压力大，护士常有职业倦怠，缺乏压力释放平台，管理者与护士间情感沟通桥梁少。

【做法】 护理部成立内、外科护理人文关怀小组，以"用心工作、快乐生活"为主题，搭建情感沟通平台，提升护士职业素养。

**1. 搭建组织与护士间沟通的"连心桥"** 建立微信群，允许护士匿名自愿加入或退出微信群。大家通过微信匿名交流，不受时空限制，可提高沟通的时效性，比直面沟通更有优势。群成员"点赞""送花"等行为可很好满足在情感方面受人"关注、关怀、关心和称赞"等需求，利于平复护士情绪。同时，管理者可以借此平台收集好的建议或意见，也可以在不违反原则的前提下，给予一线护理人员支持和帮助，如排班建议、休假需求等。微信群的日常内容：一是通过图文并茂的宣传图片或微视频，晒出集体活动的内容和成果，吸引更多护士加入医院组织的各类护理人员集体活动，放松一线护士心情，加强相互间的情感沟通；二是转载生活常识、心理调适技巧等，建立轻松、愉悦、和谐、敬业的护理团队文化。

**2. 建立心灵滋养平台** 在院内 OA 系统建立心灵滋养平台，通过该平台及时宣传护士工作及生活中的好人好事，不定期上传"心灵鸡汤"，让团队充满正能量。

**3. 积极开展心理辅导** 邀请资深心理咨询师就护士失眠原因等进行分析，介绍帮助入睡的方法，针对个别护士碰到的应激心理问题，进行一对一心理辅导，诱导发泄，减轻心理负担，帮助其度过心理困难期。

**4. 积极举办各种学术论坛，提升护士职业素养** 护士长多维度了解护士个性，以管理者和朋友的双重身份鼓励护士学习新知识、新技术，谈论提升学历、撰写论文、申报课题等话题。

**5. 积极举办各种类型的院内外交流活动** 让护士充分释放压力、缓解职业倦怠的同时提升护士的社会地位。医院每季组织一次由护士参与策划、组织的院内活动，使活动形式更加多样化和接地气，每次活动参与率和满意度都很高，极大提升了护士的相关能力。同时医院还积极拓展对外交流渠道，开展各种类型的对外交流联谊活动，提升护士的对外交流能力，扩大护士的朋友圈，使护士以更加健康的心态投入工作。

【小结】通过成立护理人文关怀组织，搭建护士情感沟通的渠道，为护士提供了一个轻松、和谐的工作、学习和生活环境，使护士与护士长之间关系更密切、交流更深入，增进了相互之间的感情。在交流中渗透并正向引导护士加强自身建设，对提高护士职业素养，更好地为患者服务，提高患者对护理工作的满意度起到了积极的促进作用。

护理工作是医疗工作的重要组成部分，护理质量的好坏直接反映了医疗水平的高低。由于护理工作繁忙等原因，护士容易在工作中逐渐出现职业倦怠，会影响护士的身心健康，导致服务质量下降，影响护理队伍的稳定性。医院要加强护理人文关怀，增进护士间情感交流，提供社会支持，为预防和干预护理人员的工作倦怠提供指导、支持和帮助，使其消除不良情绪；同时面对应急性事件时可从外部获得情绪上和物质上的援助和支持。管理者要通过组织集体活动以增加护士的社会交际、营造团结互助的集体文化、协调护士与家人和同事的关系、在护士遇到困难时尽量提供帮助等，还要让护士感受到管理者亲和、乐于助人的一面，使得护士在需要帮助时主动来寻求支持。

(施建英　吴丽仙)

# 第十二节　孕期护士的人文关怀

【背景】孕期妇女保护是衡量文明程度的标尺。我国护理队伍中女性占97%左右。随着国家二孩政策的放开，护理队伍迎来了生育高峰。但孕期护士由于其职业特殊性和孕期生理变化等因素影响，会产生较大的心理压力。因此关爱孕期护士健康是医院管理中不可忽视的一部分。

【问题】①护士怀孕就休病假、逃避夜班，不利于护士队伍稳定；②孕期护士请假多，影响科室排班；③二孩政策后产假延长，带来人力资源不足的压力。

【做法】丽水市中心医院不回避问题，针对孕期护士特殊情况，人性化安排孕期护士工作，得到育龄护士的认可。

**1. 护理部岗位调整** 护理部为孕期护士预留门诊分诊、体检中心等护理岗位职数。护士根据个人健康状况和需求，填写孕期岗位照顾申请书，提出想被照顾的岗位和时间，护理部根据科室工作安排，可安排孕期护士在门诊上班 2 个月，二孩或年龄大于 35 岁的护士可延至 3 个月。若孕期护士自觉身体能胜任病区工作，则由护士长安排相对轻松岗位坚持上班至预产期，以缓解科室人员压力。

**2. 科室间岗位调整**

（1）人员调整。针对孕期护士特别集中的科室，进行科室间人员调整，以免影响科室排班。

（2）岗位调整。针对结婚多年未孕的护士，进行护理岗位调整，予以关怀帮助。如将监护室不孕护士调整至门诊或工作压力相对小的科室，待其怀孕分娩后再调回监护室。

**3. 班次调整** 各科室根据具体情况，妥善安排孕期护士工作。如孕早期反应严重，可安排不上夜班或少上夜班。护理排班基本为8：00～16：00班，孕期护士尽量安排正常的行政班，中午可适当休息，并免除晨间护理。

**4. 孕期服装** 医院为怀孕护士定制专属的淡蓝色工作服，一方面能照顾护士体型的变化，让她们衣着更宽松、舒适；另一方面大家看到是孕妇，会对其特别关照。

**5. 提前休产假** 怀孕护士在 38 周以后可以提前申请休产假。

**6. 其他人文关怀措施**

（1）对于护理部组织安排在晚上的业务学习，若孕期护士已取得足够的学分，可以不参加。

（2）护理部针对部分护士孕期知识缺乏，在孕早期出现先兆流产存在较大身心压力的情况下，为孕期护士开办孕妇学校。

（3）护士长在平时管理中以人为本，一起关心、帮助孕期护士，让孕期护士感受到大家的关爱。

【小结】 医院对孕期护士实施人性化管理，根据其体质、工作能力和表现等为其安排合适岗位，给予体贴和关怀，既体现医院对孕期护士的人文关怀，又可在一定范围内解决护理人力资源紧张的问题，从而更好地发挥孕期护士工作的积极性和主动性，缓解护理队伍人员紧张并保证孕妇和胎儿的安全。

（叶　津）

# 第十三节　护士巡视病房之要点

**【背景】** 病房巡视是护士的常规工作，巡视病房时要紧扣要点，及时发现问题并做有效处理，既提高工作效率又提升服务质量，并为患者创造一个安全舒适、整洁温馨的就医环境。

**【问题】** 病房巡视职责不够细化、抓不住重点、走过场，达不到巡视目的。

**【做法】** 医院根据临床特点和要求制定护士巡视病房要点，进行培训和考核，强化护士掌握巡视要点，并落实到班、到人，重视病房的有效巡视。

## 一、病情巡视

**1. 重点对象** 特级护理、一级护理患者，私自外出患者，有自杀倾向患者。

**2. 重点内容** 患者意识、生命体征、重要症状和体征、情绪；输液速度、氧疗、创口、引流管道情况及压疮、跌倒、烫伤隐患。

**3. 防坠床、跌倒** 高危坠床、跌倒患者床头有无悬挂告示牌，是否已使用床栏，床栏是否牢固；躁动患者是否按需使用约束具，约束具松紧度是否合适。

## 二、环境巡视

**1. 病室** 患者床单位是否干洁；空调、电灯是否按需开；病床、床头柜、热水瓶、餐桌、凳子、陪客椅是否按既定位置摆放，床头柜台面是否整洁；床旁心电监护仪、除颤仪、抢救车、治疗车等是否整洁并正常运行。

**2. 卫生间** 是否杂乱、有无异味；水池、洗脸盆、抽水马桶是否洁净，地面是否有水渍和污渍；排风扇、电灯是否按需开。

**3. 辅助用房**　处置间的门是否常闭，物品、地面是否整洁；洗涤间的污被服桶、生活垃圾桶是否密闭；阳台晾晒间、洗衣池是否干净，地面是否有水渍；电灯是否按需开；新风机房有无积灰、杂物，是否按时清洁并记录。

**4. 电梯厅、走廊及楼道**　地面是否有水渍、污渍，防滑标识是否清晰；宣传窗是否资料充足、物品摆放整齐；速干手消毒剂是否充足，有效期是否符合要求。楼道是否整洁，有吸烟者及时制止。

### 三、陪护巡视

（1）人数、时间是否符合探视、陪护规定，如每位患者每次探视仅限两人，探视时间不超过 30 分钟。

（2）陪护人员是否凭证陪护，是否有多人陪护。原则上每位患者发放 1 张陪客证，限 1 人陪护，如有多人探视和陪护及时劝离。

（3）探视或陪护人员的行为是否符合病房管理要求，及时阻止以下情况，如喧哗、睡在病床上、闲窜病房、随地吐痰、乱丢果壳、吸烟等。

（4）巡视时应留意并劝告闲杂人员离开，遇可疑人员及时报告保卫科。

### 四、设备巡视

**1. 电器设施**　电风扇、空调、照明、电脑等是否符合开放规定；冰箱、微波炉等能否运行正常；应急电源等设施是否正常；查看是否有私用电器或私自拉电线情况；如闻及异味、焦味时，及时向相关部门报告。

**2. 医疗设备**　除颤仪、心电监护仪、呼吸机、微泵、吸引器、医生查房车、移动护理推车、患者转运车等表面是否干净、是否定位、处于备急状态，电线是否缠绕整齐；仪器所需的蓄电池电量是否充足，并避免电池充电时间过长。

### 五、安全巡视

**1. 消防设施**　所在楼层区域的消防器材（消防栓水带、干粉灭火器、火灾报警按钮、危险物品开关位置、氧气总开关）分布位置、是否整洁；防火门是否常闭。

**2. 防坠设施**　楼梯、阳台、窗户的防坠设施是否完好；楼梯间的防护网是否固定稳妥；窗户的防护杆、安全锁有无老旧松动；发现问题及时报告总务维修人员。

**3. 禁止事项**　禁止病区内使用明火及各种电热设备（特殊审批的除外）。

【小结】护士常规巡视到位，巡视的同时督促改进，保障医疗安全，有效杜绝安全隐患，营造安全、洁净、温馨的病房环境。

病房巡视要点的制订和实施是对病房管理制度的细化和补充，分门别类，条目清晰，便于护士掌握和执行。

（施建英　吴丽仙）

# 第十四节　封闭式抢救车的透明化管理与培训

【背景】抢救车是存放抢救药品、物品的专用车，管理好坏直接关系到患者抢救的成功率。为保证抢救工作的顺利进行，抢救车内的急救药品、物品、除颤仪等须做到全院标配并定位存放，同时确保所有物品性能良好，随时处于应急状态。因此做好全院抢救车的同质化管理是医院安全管理的重要内容。

【问题】①抢救车物品种类多、标识不统一、摆放无序；②各病区登记本记录内容与检查方法不一致；③轮转护士对抢救车物品使用掌握速度慢。

【做法】

**1. 统一药品与物品配置**　医院将急救药品分为共性及专科性两大类，确定全院共性急救药品目录，并统一序号；各病区确定专科急救药品类别明细，并按顺序排在共性急救药品序号之后；所有药品明确标注名称和剂量，高危药用红色标识。

**2. 实施透明化管理**　制作抢救车平面图，拍摄抢救车各层急救药品、物品放置实物图，塑封后统一放在抢救车台面上，使封闭式抢救车透明化，抢救车内药品、物品标识清晰，一目了然。

**3. 统一抢救车检查记录单**　每班检查锁扣的完整性并签名；分管抢救车的护士每月和科内低年资护士双人质控，护士长每月检查交接情况，保证车内物品完好。

**4. 加强急救知识培训**  对抢救车内药品的名称、剂量、主要作用、极限用量、用法、注意事项以及特殊药物配制等进行培训并制作成册，塑封后放在抢救车外面，供大家学习。

【小结】抢救车实现同质化管理，便于护士记忆、查对，在抢救患者时，能迅速、准确地取用物品，使护理人员打破科室的局限，在转科或紧急调配时，对各科的抢救车管理不会陌生，不会在抢救患者时影响抢救车内物品的使用。抢救车交接班时，护士只需检查清单及封条，30秒即可完成交接，在很大程度上节约了护士的时间和工作量。

（金碧霞）

## 第十五节  床头案例分析，提高护士综合专业能力

【背景】床头案例分析是通过模拟案例或真实病例对护理人员进行床头系统评估、收集资料、汇报病史、提出护理问题、制定护理措施、评价实施效果，对患者进行有针对性的健康教育及对患者可能出现问题的应急救护等方面的综合能力训练，通过考核能够有效地巩固护理人员所学理论知识，培养主动学习意识，提高护理评估、实际操作、沟通交流、解决问题及应急救护等综合能力。

【问题】①年轻护士业务培养和提升无很好的实训方法；②部分护士发现和处理问题的能力弱；③应急救护能力低，抓不住重点。

【做法】丽水市中心医院在提高护士专业水平和综合急救能力方面实施分层培训和规范考核，效果明显。

### 一、成立培训考核小组

由护理部、科护士长、监护室护士长组成。

### 二、制定培训考核计划、内容、评价标准

1. 制定具体培训计划，编写培训的要求、程序、模拟案例及考核评价标准。

**2. 分层培训**

（1）首先对护士长、总带教老师进行培训与考核；

（2）再是对带教老师进行培训与考核；

（3）最后对各层级护士进行培训与考核。

**3. 具体培训方法** 理论与实践相结合。

（1）理论：护理部组织培训床头综合能力和共性急救知识，如心肌梗死、脑梗死、肺栓塞等疾病并发症观察及发现异常情况的处理及救护。科室主要培训本科室专科疾病的并发症的观察与急救。

（2）实践培训：利用高真模拟人，根据模拟案例或真人进行培训，包括床头系统评估、提出护理问题、制定护理措施、评价实施效果，对患者进行有针对性的健康教育及对患者可能出现问题的应急救护。

**4. 考核**

（1）护理部培训考核小组对个人进行考核：每年组织随机抽查护士进行考核，成绩纳入科室季度护理质量分。

（2）护理部培训考核小组对科室团队进行考核：每年两次分组对各科室进行团队考核，每个团队3～4人，成绩与科室护理质量考核挂钩。

（3）科室对入科1年内护士每半年进行一次床头综合能力考核，2～5年护士每年进行一次床头综合能力考核，并对存在的问题进行分析整改，不断进步。

【小结】床头案例分析培训是护士将理论知识转化为实际工作能力的有效方法，从病史采集、护理体检着手，要求护士系统地收集患者的相关资料，汇报病史，运用护理程序的工作方法，找出该患者的护理要点，准确把握患者的整体状况，及时发现问题和解决问题；培养护士敏锐的观察力、人际交往能力和沟通技巧；同时情景模拟突发病情变化或并发症的处理，加上相应专科护理操作考核等项目，能有效地提高护士的专科知识、操作技能和应急水平。

（周望京）

## 第十六节 "情景再现"提升护理团队综合救护能力

【背景】协助医生对危重症患者进行有效救治，需护理人员有过硬的护理技术与丰富的急救经验，因此培养护理人员综合救护能力是护理人员必备技能。

【问题】①护理队伍"年轻化"，知识不全面；②临床抢救时，积极主动地配合意识较弱，分工不明确，配合不协调；③遇到危重抢救事件后不善于总结。

【做法】"情景再现"是指临床中遇到危重患者抢救事件后，事后再以情景演示的形式将抢救过程再现，方便全科护士讨论总结。

**1. 评估团队实施抢救的效果**　护士长或责任组长参加危重患者抢救，同时观察、记录护士在抢救、配合过程中存在的问题。

**2. 情景再现的实施时间选择**　一般定于危重患者抢救后的一周内。

（1）护士长确定情景再现案例，当班责任护士作为主要负责人，需收集抢救资料，与参与抢救护士一起进行情景演练，必要时可调取抢救时的监控视频。

（2）护士长组织全科护士观看后，当班责任护士和参与抢救人员进行自我评价，全科护士讨论、分析存在的护理问题，总结经验教训，并使用相机、手机等进行图文、视频记录。

【小结】"情景再现"是利用发生在自己身上或身边的抢救案例，增加情景的真实感，让护理人员发现自身的不足。通过自我学习和训练，可有效地提高护士的临床技能和应急能力。"情景再现"培训模式实现了护士间的相互学习、相互合作，达到了共同完成抢救配合的目的，提高了团队的协作精神。使用相机、手机等进行图文、视频记录，可在教学、交流等方面发挥很好的作用，而资源共享则有利于护士间相互学习。

（李　艳）

# 第十七节　护理人员多元化培训管理

【背景】医学发展日新月异，医院需通过在职教育促进护理人员知识更新。传统护理培训模式主要是集中授课和课后考核，培训老师一般处于课堂的中心地位，扮演护理专家角色；受训者一般处于受支配地位，被动受训，培训效果不佳。随着医院规模扩大，护理人员数量增加，集中培训考核变得费时费力，在一定程度上影响了各护理单元的人力安排。

【问题】　①灌输培训模式效果不佳；②传统培训成本高；③培训时间影响日常护理工作。

【做法】　医院重视护理人员培训管理，对传统培训模式进行反思，积极探索适合医院发展的培训新模式。护理部下设护理质控办，专项负责护理质量与护理培训事务，对不同层级护士培训进行调研，改革医院护理培训的内容、方法和考核方式，探索多元化的培训管理模式，提高了培训实效，降低了培训成本。

## 一、培训内容

**1. 护理专业类**　以临床实际需求为导向，通过全院护士问卷调查、总带教老师会议等形式，将培训内容分为理论与实践技能，并根据护士层级设计护理专业培训次数及内容，增强培训内容的实用性。

**2. 日常工作类**　建立护理文员队伍，从办公自动化入手，针对性地开展常用办公软件操作技巧的线上教育活动，进而根据需求组织线下培训，进一步规范护理相关公务文书，确保各护理单元台账质量，达到创新方法、高效办公的目的。

**3. 人文沟通类**　以知性、优雅的职业形象为目标，强化护理人文培训。建立服务礼仪培训师资队伍，通过院级礼仪教员和科级礼仪教员示范和培训，以点带面，营造良好的职业礼仪氛围。通过理念更新课程、场景模拟、实地演示、临床实践等形式，使礼仪培训贴近临床工作。成立内外科人文关怀小组，以实案为基础，实时开展护理"巴林特"活动，帮助护士排解情绪的同时进行心理疏导技巧的实战培训。

## 二、培训途径

### 1. 线上培训

（1）开设讲师网络直播间。将信息化运用到护理教育中，对幻灯片、动态截屏和声音进行有机编排，建立各种音像教学资源库，授课护士可提前录播、间断录播，学习者可随时随地听讲、无限次重复复习。网络直播培训方法的引入，是传统课堂教学的有效补充，并节约了大量培训成本。

（2）开辟知识实践社区。知识实践社区是指关注某一主题并对此主题怀有热情的护士们，通过持续的相互沟通和交流增加自己在该领域的知识和技能，从而建立的非正式、非结构化的网络团体。通过微信群开辟护理知识实践社区，护理人员基于前期线上的讨论和准备，护理部找准兴趣点和需求点，组织开展线下知识实践社区活动，变被动培训为主动培训，提高培训的积极性。

**2. 线下讲坛**

（1）开设工作坊。"工作坊"教学课程是一种体验式、参与式和互动式的学习模式。医院将授课时间进行合理分配，在理论授课的基础上进行分组，大部分课堂时间用于讨论、场景模拟。这可激发护士的思维能力和动手操作能力，针对性和实践性强，便于护士掌握和应用培训内容。"工作坊"式的课程教学改变了传统的"灌输式"教学方式，以问题为导向，在激发年轻护士主动学习的同时，促进了授课老师的成长，实现了教学互长的良性循环。

（2）案例分享。各护理单元主动提供危重患者案例、护理不良事件以及护理风险规避案例等，课堂上通过幻灯片展示、专科互动讨论、情景再现等形式完成培训目标，言传身教，气氛活跃。

（3）床边指导。各专科小组通过护理会诊等方式，床边指导各护理单元专科护理知识与技能，如造口伤口、糖尿病、深静脉置管等专科护士，随时对年轻护士进行床边案例指导和协助，既解决了临床实际困难，又达到了现场培训效果。专科护士以点带面的指导培训，可促进全院专科护理质量的提升。

## 三、考核方式

**1. 即时考核**　全院护士注册考试库，搭建手机理论考试平台，配合当堂测试业务培训模式，帮助不同层级的护士熟练掌握培训内容，加深记忆，巩固培训实效。即时手机考试模式可很好地节约人力、物力，且通过平台自动分析题库难易度和考试合格率，有助于客观了解护士对知识的掌握情况，便于后期调整内容或加强巩固。

**2. 批量考核**　完善护理考试系统题库，根据专科护理知识随机组卷，以考代培，提升护士整体的知识水平。

**3. 实地考核**　利用模拟人考核，设立若干考核组同时到临床进行操作考核，针对不同科室的临床实践特点，因地制宜地设计考核场景，切实考核护士的急救能力，避免考核与临床工作时间的冲突。

【小结】多元化、多层面、追求实效是未来护士培训方向。经过几年的探索，我们充分利用互联网优势，搭建了适宜的培训和考试平台，在节约培训资源的基础上提高了培训效果。

（诸葛英）

# 第五章

# 科研教学管理

## 第一节　营造科研环境，力推医院科研发展

**【背景】** 地市级医院发展到一定程度后，由于其综合能力、人才结构、政策等局限性，科研往往成为这级医院的短板。如何有效开展科研工作，用好有限资源，提升科研能力，是地市级医院发展过程中必须关注的重要内容。

**【问题】** ①科主任科研意识不强，科研思路和方向不清；②医院没有良好的科研环境以及科研提升平台；③科研人才培养无计划。

**【做法】** 植物的生长需要肥沃的土壤，科研的发展同样需要良好的环境。

### 一、营造环境

医院在科研课题的申报、评审、立项、进度、成果鉴定和奖项申报，以及科研经费和学科经费的管理方面建立、健全了一系列的制度和措施，如《科研项目管理办法》《科研经费、学科建设经费管理办法》《科研业绩奖励办法》《科研项目验收、结题事项补充规定的通知》等多个文件，对获得立项的各级项目予以充分的经费配套支持，并对项目实施过程加以规范指导，优秀项目成果给予嘉奖，未按项目合同要求进行的科研则加以处罚。

## 二、搭建平台

（1）充分利用医院各区域专病中心、浙江大学医学院对接学科、省市医学重点学科、院士（博士）工作站等优秀平台，挖掘合适、合理的科研资源；

（2）快速推进医院中心实验室建设，满足医院一些基础研究的需要；

（3）建设一批有明确的研究方向，竞争力较强的科研团队，在省内外形成一定的影响力；

（4）建立、健全科研人员培训机制，着力提升科研能力。

## 三、培养人才

（1）充分利用浙江大学医学院、温州医科大学和国内外联系密切的医学院校等平台，积极发掘有科研潜力的人员，通过鼓励攻读博士研究生、出国培训、进修学习等方式，培养一支高素质高能力的科研队伍；

（2）通过院内综合选拔，培养一批优秀的硕、博士生，并在科室工作中给予科研工作一定的倾斜；

（3）重点学科、对接学科均设立科研秘书，负责科室科研协调。

## 四、配置设备

医院购置各类先进医疗设备，为相关临床科研提供支持。

## 五、借力发展

积极与国内外知名科研机构、科研团队合作，共同参与科研工作，并在科研队伍建设、科研人才培养方面争取支持。

【小结】科研工作是医院工作的重要组成部分，也是医院可持续发展的重要标志。科研工作的发展集中体现了医院的技术水平、科研能力和综合实力。医院科研工作需要优秀科研人才的支撑，而正确、合理地营造科研环境并实施有效管理，同时加大科研投入，才能培养和留住优秀科研人才，让医院在未来发展中更具有活力和实力。

（徐　民）

# 第二节  科研团队建设

【背景】科研是一定级别的医院发展到一定水平后必须重视的重要工作，也常常是地市级医院的发展短板。如何加强科研工作，扎实和有效地推进科研团队建设对医院全面发展至关重要。

【问题】①医院领导科研意识不强；②学科科研人才严重匮乏；③科研团队名存实亡，队员间无明确分工，常常是单打独斗；④研究方向不明确，无重点。

【做法】

### 一、培养团队人才

（1）发掘有潜力的科研人员，培养一批优秀的硕、博士生，重点从事或兼顾科研工作，医院在科室临床工作、经费支持、工资待遇等方面予以政策倾斜；

（2）培养及引进团队的专职科研人员，加大院部对科研的支持力度。

### 二、营造团队环境

（1）完善医院科研激励和人员培训机制，加大政策对科研的引导和支持力度，营造医院良好的科研氛围；

（2）与国内外临床或基础科研能力较强的科研院所建立合作关系，成为医院合作研究基地，为团队研究提供支持；

（3）建设医院中心实验室，为各科研团队的科学研究提供良好的硬件条件；

（4）聘请国内外知名学者和专家为医院学科发展顾问或特聘专家，为医院学科发展和团队建设助力。

### 三、打造优秀团队

（1）明确科研团队的带头人、人员组成及主要研究方向，对医院学科发展、科研团队建设和科学研究进行统筹规划；

（2）根据科研团队人员构成和个人特长进行合理分工，明确团队人员学科攻关和主流研究方向；

（3）培养创新意识，利用学科优势、基础条件、研究条件寻找临床研究方向，打造优秀科研团队，带动团队成员个人科研能力和学科科研水平的提升。

【小结】临床、科研、教学是带动医院发展的三架马车，缺一不可。地市级医院由于科研的先天缺陷，与省城大医院和医学院校的附属医院比较，在科研方面存在较大弱势。要扭转这种弱势，提升地市级医院的科研水平，促进医院学科发展，加强医院科研团队建设是重中之重。

（纪建松　徐　民）

# 第三节　住院医师规范化培训过程管理

【背景】住院医师规范化培训（简称住培）以临床实践培训为重点，是医学专业所特有的教育阶段，也是培养临床医学人才的入门和启蒙阶段。提高住培质量，强化过程管理，是住院医师规范化培训的核心所在。

【问题】①住院医师培训制度不健全；②师资能力不足，带教老师带教意识不强、责任心不够；③轮转制度执行不规范、管理不到位、制约和激励机制不完善。

【做法】一个好的住院医师规范化培训系统和过程对于相关的培训制度、带教老师的责任心及学生的自觉性都应有相应的要求。

## 一、建立住院医师规范化培训过程管理制度体系

制度是管理的保障，更是管理的依据。没有完善的管理制度，住院医师管理就会毫无章法可循。近年来医院相继出台了《关于修订新招人员住培或轮转期间综合奖励性绩效工资分配方案的通知》《进一步加强住院医师规范化培训管理制度》《关于印发住院医师规范化培训科室工作细则及要求的通知》《轮转医师病历书写要求的进一步说明》《轮转医师管理若干规定》《关于成立临床实践技能教学及考核小组的通知》《关于带教老师和轮转医师各自应承担的工作内容要求的说明》等一系列住院医

师规范化培训文件，并成立住院医师规范化培训领导小组，配备了 2 名专职管理人员，2 名兼职管理人员，负责住培日常管理、考核等工作。

### 二、加强过程管理，建立住院医师培训考核体系

**1. 建立培训体系，提高培训质量**

（1）技能培训包括岗前技能培训、执业医师考试前技能培训、年度考核前培训、结业考核前技能培训；

（2）理论培训包括临床医学基础大讲堂、各专科课程培训、三基培训等。

融合医学人文培养，在培训内容上做到医学技术与医学人文并重，根据住院医师实际需求，开设医学人文课程和人文专题讲座（医学伦理、医德医风、医患沟通等有关内容），提升医学人文素养。

**2. 建立考核体系，评估培训质量**

（1）出入科的考勤：由科室教学秘书和指导教师负责，主要针对劳动纪律、工作量完成情况、医疗安全、医德医风等进行考核；

（2）日常督查考核：由教育培训处组织考官对轮转医师临床综合能力进行考核，每年 2 次；

（3）出科考核：科室组织专科技能考核，理论考核由教学秘书出卷、教育培训处统一安排机考；

（4）独立值班前考核：对取得执业医师资格并已注册的医师，教育培训处组织相关科室的科主任进行面试考核，考核通过者安排独立值班；

（5）年度考核：根据日常考核的各项成绩进行权重排名，同时参加市毕业继续教育委员会组织的理论和实践技能考核；

（6）结业考核：根据省卫计委的安排组织结业考核。

**3. 完善督导体系，评估带教质量**　住院医师规范化培训虽有培训标准和大纲，但往往缺乏有效的执行与监督。为保证带教工作落实到位，每月由专职管理员对科室带教工作落实情况进行检查，从是否制定住院医师培训计划、是否完成入科宣教、是否执行轮转计划、是否完成住院医师培训登记手册和带教工作登记本以及是否完成出科考核等方面进行督查考核。同时对带教老师和轮转医师进行双向测评，测评结果由专职人员统一汇总，作为评优内容之一。

**4. 规范轮转计划，确保培训到位**　教育培训处专职管理人员每月将轮转安排表汇总后通过院内网发布，教学秘书做好学员的入科接收和宣教工作，科室不得随意改变轮转计划。

### 三、完善过程管理，建立激励机制与奖惩体系

激励制度的建立是住院医师规范化培训有效的助推剂。通过激励制度的建立，能更好地调动各方面的积极性，提升住培效果。医院修订新招人员住培或轮转期间综合奖励性绩效工资分配方案，根据其上年度"住院医师规范化培训年度考核"情况，对考核成绩在前25%（含25%）名次的人员按上述综合奖励性绩效工资标准上浮50%，前25%～50%（含50%）名次的人员按上述综合奖励性绩效工资上浮30%，同时对带教老师发放带教补贴。对住培不合格的医生予以相应的惩处。

【小结】通过强化制度和过程管理，住培医师的学习主动性明显提高，执业医师考试和结业考核的通过率逐步提高，科室的带教工作得到较好落实，老师的带教意识和责任心增强，住培医师能按照轮转计划规范轮转，各项考核工作顺利开展。

住院医师规范化培训是培养临床医学专业人才的重要手段和必要途径，目的是把住院医师培养成一个合格的、具备职业道德、有良好的临床思维能力的医务人员。只有在政策支持、科学管理、考核严格、经费保障等各个环节上下工夫，逐步完善住院医师规范化培训体系，才能确保住院医师规范化培训工作的顺利开展，从而使培训对象的职业道德和临床技能共同提升。

（曾春来　叶海琴）

## 第四节　PBL教学模式应用

【背景】以问题为基础、学生为中心、教师为引导的小组讨论及自学的教学方法PBL（problem based learning）与中国传统填鸭式教学方法不同，该教学模式更加注重于引导学生发现、学习并解决问题，在世界范围内被医学院校越来越广泛地采用。

**【问题】** ①传统的教学模式死板、与学生互动少、难以引导学生深入学习；②许多临床教师没有经过系统的教学技能培训；③学生按传统模式学习积极性不高、主动性不够。

**【做法】** 教师事先提出案列，学生根据案例提供的条件，结合病例查找资料，分组讨论得出初步结论，教师评点总结。

### 一、科学设计教案

（1）根据学生的认知规律，由浅入深，层层推进，问题之间有梯度。

（2）根据启发性原则，层层启发，循循善诱，诱导学生思维。

（3）根据鼓励多角度、多维度思维原则，问题具有开放性，鼓励大胆探索，培养创新思维。

### 二、以学生为中心，开展互动学习

**1. 分组** 对学生进行分组，指定一名学生为组长，旨在培养学生间协调合作能力。

**2. 自学** 把设计的案例分发给学生，指导学生阅读问题并独立思考。具体做法：事先将病例问题发给学生，学生根据病例问题开展积极思考，提出假设性诊断，其相关的知识信息可以翻阅教材、查阅文献，或通过网络搜寻，也可找相关学科的教师请教而获得，旨在培养学生收集资料及分析和解决问题的能力。

**3. 互动学习** 带领、指导学生在病床旁进行病史的采集、查体，并收集相关辅助检查及实验室检查结果，针对病例问题组织学生进行认真讨论。组织学生讨论、总结病例的病因、病史特点、疾病的相互关系、治疗要点等。

**4. 归纳总结** 经过小组讨论与互动学习，总结归纳学习过程体会和感悟。

### 三、教师评价

根据提交的初步结论，教师对讨论结果及学生的报告进行评价，主要是从临床资料的分析、提出问题、解决问题、查询资料、临床推理、系统陈述及相关知识的合理治疗等方面进行点评总结。

## 四、结果共享

教师针对学生回答问题存在的不足，对照讨论结果和该病例表现是否典型，系统讲解疾病的相关知识，如临床上遇见这种病例应注意什么，重点关注什么，治疗的要点是什么，达到举一反三的效果。

【小结】通过 PBL 的学习过程，学生对症状、体征进行全面观察和分析，找出诊断、治疗存在的问题和解决方案；避免一味追求所谓的"标准答案"，每一临床资料的分析、理解和问题的解答都是学生自我学习和小组同学集思广益的结果。PBL 教学方式充分锻炼了学生的思维能力，发挥了大家的学习积极性。

传统教学方法，单纯注重知识传授而忽视学生技能和思维培养。PBL 教学方法则注重培养学生分析问题和解决问题的能力，同时该方法以学生为主导，贴近临床，强化思维能力训练，对学生临床能力提升起到事半功倍的效果。

（许慧文）

# 第五节　教学管理和教学质量提升

【背景】作为医学院校的附属医院、国家住院医师规范化培训基地，医院承担着研究生教育、本科教学、在职教育、住培教育、继续教育和基层医院进修等大量教学工作，责任不言而喻。我院"十三五"规划将"教育培训制度健全，管理和培训质量走在全国地市级医院前列"的目标列入七大重点任务。随着教学大楼的建成启用，如何利用良好的硬件平台和发展契机提升医院教学质量是医院管理的重要工作。

【问题】①教学理念滞后，部分教学管理人员和带教老师没有意识到教学的责任和意义；②临床业务繁忙，教研主任对教学工作普遍重视不足，管理松懈，学习安排流于形式，部分带教老师缺乏热忱和持续性；③缺乏可操作性的教学绩效方案，带教待遇一般，影响带教积极性；④医院对师资资格认定相对简单，与职称晋升、外出学习等环节未有效结合，培训评价机制不完善，未建立教师资格退出制度；⑤部分带教老师教学方法单一，不能很好地利用新式教学工具，授课内容多年不变；⑥除了出科考核、年度考核、结业考核等手段外，综合考核评价体系没有进一步完善；⑦教学奖惩不到位。

【做法】丽水市中心医院针对目前地市级医院在教学管理和教学质量方面的共性问题进行认真梳理，并根据实际存在的问题制定针对性的改进方案，取得了较好效果。

### 一、树立教学在医院发展中的正确理念和意义

"学然后知不足，教然后知困；知不足然后能自反也，知困然后能自强也；故曰教学相长也。"（《礼记·学记》）。这段话深刻地揭示了教与学之间的辩证关系：相互依存、相互促进，学因教而日进，教因学而益深。对医院来说，教育既是一种责任，也是一种非常有效的营销和宣传手段。对医生来说，教学过程是一种自我能力的提升，也是上下级医生建立情感纽带的一种重要方式。对基层医疗单位的住培医师、进修医师和实习医师来说，所在培训医院的管理方式和带教老师的职业操守、专业水准和教学热情将极大地影响他们未来的行医生涯。只有严格、认真、谨慎的环境才能培养出优秀的医学专业人才，使其更加胜任基层临床医疗工作。这对于教学管理人员和带教老师认真领悟尤为重要，应通过积极引导逐渐形成全院共识。

### 二、制度和执行

全面梳理、修改和整合教育教学管理制度，明确医院教学、师资、住培、奖惩等方面的规定，重点强调制度的可操作性。

（1）确定教师资格申报及认定条件。教育培训处负责组织教师认定工作，通过评审组核准后，颁发《丽水市中心医院教师资格证书》，未取得资格证书的医师，不得承担带教任务。

（2）制定晋升及聘任前教学工作量要求，建立教学工作量登记本。明确教学业绩与晋升、外出学习及评选先进直接挂钩，带教老师及时登记教育培训处和临床技能培训中心组织的教学活动，由相关部门人员核实后签字，若有虚报现象，取消该年度的教学工作量。

（3）建立教师资格退出管理制度，对于不符合师资管理规定的教师，

给予取消资格。

### 三、提升临床教学的责任感和主动性

科室是临床教学具体执行部门，是决定教学质量的核心环节。为避免科主任由于临床业务繁重和重视程度不足，对医院指令、任务敷衍了事，医院采取了以下措施。

（1）医院逐步增加科室主任年度目标责任书中教学的比重和分值。因为年终目标考核关乎科主任绩效和科室的总体绩效，所以此举有较强的指挥导向作用。

（2）调整教学绩效方案，体现科室分配自主性，体现多劳多得，体现教学质量。

（3）教育培训处加强过程督查和考核力度，切实让科主任承担起组织和监管作用，让带教老师有义务、有责任做好带教工作，从而真正实现有效教学管理。

### 四、师资培训和教学工具应用

（1）师资培训分外送和内训，按计划派出带教老师参加省级师资培训班取得资格证书，继续选派优秀管理人员、带教老师赴国内知名教学医院短期培训。

（2）组织全院教学查房培训和与教学相关的继续教学培训班，增进科室间和教师间相互沟通交流，提高授课技巧和授课水平。

（3）科室层面师资培训由教学主任组织，每季度对于专业授课带教进行组织讨论和交流。

（4）积极推广 PBL 等教学工具，激发学员的学习兴趣、主动性，提高学员的医疗面谈、人文关怀、沟通技能、组织效能和整体临床能力，从而提高其临床综合处理能力。

### 五、积极应用教学管理综合评估体系

（1）通过各类学员、带教老师、护士、患者之间的相互评价，评估从教和学两个方面进行，实现过程监管与结果评价相结合、自我评价与他人评价相结合。

（2）对学员的评价不局限于业务考核，而是从临床工作能力、工作态度、交流能力、团队精神、医德医风等多个方面进行全方位评估。

（3）对带教医师评估则围绕其教学热情、时间投入、教学能力、医患交流技巧、循证医学思维等关键要素进行。综合评价过程中可以及时发现问题、纠正问题，从而实现质量持续改进。

（4）逐步开展教学软件开发及信息化平台建设，协助各类评价、考核、反馈、统计、分析等教学管理工作，积极应用教学管理综合体系。

## 六、完善教学奖惩机制

（1）新版绩效分配方案大幅度提高了教学绩效额度，院部根据教学工作量测算出各科室的教学绩效总额，发放到科室教学主任，由科室教学主任根据科室教学工作实际情况进行二次分配。

（2）教学培训处根据各科教学安排计划表进行督查，重点抽查小讲课、教学查房、出科考核，发现1次教学活动未按规定落实，扣除科室一定的教学绩效奖。

（3）配套各类科室住培管理人员绩效考核要求，对科室教学主任，教学秘书岗位提出更严格要求。通过绩效方案的调整，充分调动了带教老师的热情。

【小结】 医院重视教学质量的提升，如何把控过程管理，培养合格的各类临床医师，确保教学质量，是教学工作的基本要求。话说教学相长，但在临床业务繁重的医院实施规范的教学管理实属不易，我们的经验是必须树立教学在医院发展中的正确理念，认真执行各类管理制度，切实发挥科室层面临床教学的责任感和主动性，完善教学激励机制，加强师资培训和教学工具应用，积极完善教学管理综合评估体系，才能促进教学质量的不断提升。

（曾春来　杨伟斌）

# 第六章

# 财务绩效管理

## 第一节　多方兼顾的绩效管理体系

**【背景】** 医院绩效管理与医疗指标管理是财政部推崇实施管理会计的主要内容。卫生行政部门通过下达各医院管理指标来实现管理目的，我院则结合卫生行政部门的管理目标与医院发展目标，设计院科目标责任书，通过实施奖励性绩效工资来落实对各项目标的管控。

**【问题】** ①许多医院没有认识到绩效管理是院长管理医院的重要管理工具；②对绩效管理体系建设不重视，基本架构不清晰、不合理，不能制约和激励医疗行为；③许多医院重视经济效益，不重视相关医疗指标管控，或二者不能有机结合，找不到平衡点。

**【做法】**

### 一、绩效管理的原则和管理目标的制定

**1. 绩效考核指标制定原则**　制定绩效考核指标必须兼顾政府、患方和医院三方的利益，既要符合卫生行政部门对医院的考核要求，又要能切实缓解群众的医疗负担，最后还要符合医院自身精细化管理的要求，能最大限度地利用有限的卫生资源，利于医院开展成本核算和成本控制。

**2. 目标的确定**　医院根据总体发展目标和政府要求的各项医疗指标，将卫生行政部门要求的医疗质量目标分解至科室，通过对科室医疗质量

指标和经济效益情况的整合考核，达到院部总体管理目标。

## 二、绩效工资的基本构成

职工收入主要由四部分构成，即固定绩效工资、每月综合奖励性绩效工资、年度综合奖励性绩效工资和单项奖励性绩效工资。其中，固定绩效工资占职工总收入的51%左右；每月综合奖励性绩效工资和年度奖励性绩效工资占职工总收入的42%左右，是医院绩效管理的主要抓手；单项奖励性绩效工资占职工总收入的7%左右，是医院绩效工资的重要补充。

## 三、科室奖励性绩效工资细化管理体系（即"分类目标考核法"模式）

（1）每月综合奖励绩效工资（简称奖金）细化管理；

（2）年度综合奖励性绩效工资（简称年终奖）细化管理；

（3）单项奖励性绩效工资（简称单项奖及补贴）细化管理（含年度安全医疗奖、年度科研奖、年度其他奖及每月的各项补贴等四大类）。

以上各部分奖励性绩效工资细化管理体系都有各自具体的考核指标、内容和分级考核管理办法。

### 四、科室奖励性绩效工资细化管理体系的基本方案

**1. 月奖金分配基本方案**

（1）年初制订考核指标及奖金分配实施细则，按月考核发放，实行院、科二级分配管理。

（2）奖金的一级分配的计算公式：科室奖金＝成本控制指标奖金＋工作量指标奖金±医疗服务质量指标奖金±医疗风险和危重患者指标奖金±医疗目标管理考核指标的奖金。

①各大类指标

成本控制指标：以控制成本，减轻患者负担为原则，在科室成本核算的基础上计算科室收支结余。

工作量指标：门（急）诊人次、出院及转科人数、借床人数等。

医疗服务质量指标：每月医疗护理质量、病历质量、患者满意度等。

医疗风险和危重患者指标：手术台次、手术等级及特级护理患者数等。

医疗目标管理考核指标：平均住院日、病区药品比例、门诊药品比例、门（急）诊均次费用、出院患者人均费用、百元耗材（含办公用品和卫生材料消耗）费用、手术（介入）材料收入和药品收入分别占医疗收入的比重、异（自）体输血、抗菌药物使用率及使用强度等。每年初制订目标数进行管理。

②定期考核：按月对各项指标考核计算相关奖金，对目标管理指标与每月实际数进行对比，少于给予奖励，超出则给予扣奖，并按百分比升级。

③科室一级奖金分配：根据各科室奖金总额按实施细则规定，将科室奖金总额分配给科主任、护士长，医师和护士奖金比例约为1:0.7。

正科主任、正护士长考核指标：科室核定床位数、职务、职称、学历、平均住院日、药品比例（仅对主任）及床位使用率、出院转科及借床患者数等指标来确定奖金分配系数，由院长直接发放。为了兼顾平衡，其个人奖金系数应控制在本科室医师或护士人均奖的一定区间内。

（3）科室医师和护士奖金的科内二级分配：在一级分配的基础上，科主任和护士长根据科室人员的职务、职称、学历、工龄、工作量、技术含量、医德医风和服务态度等指标进行考核发放。

**2. 年终奖的基本方案**

（1）年初院部与科主任和护士长签订《临床科室绩效考核指标目标责任书》《医技科室综合工作目标管理责任书》和《职能部门综合工作目标管理责任书》，明确考核指标、考核内容、年度目标、考核细则及分值等内容。

（2）临床科室考核指标：医疗工作量（4小项），危重患者、工作效率和费用控制（9小项），医疗质量和医疗安全（8小项），科研与新技术开展（5小项），医院感染管理（8小项），药事管理（5小项），输血管理（2小项），门诊管理（6小项），教学管理（5小项），住院医师规范化培训管理（7小项），医保管理（2小项），公共卫生管理（4小项），综合管理（15小项）等共十三大项80小项。

（3）定期考核：年终各职能部门对各科室上述相关考核指标执行情

况进行考核，并与年度目标比较得出基础分，有增或减地给予相应加减分，并根据科室得分率发放本科室年终奖。

**3. 单项奖及补贴的基本方案**

（1）制订年度医疗安全、科研与教学和其他项目的奖惩制度、各项补贴暂行规定及上报流程和管理办法。

（2）各奖项与定期考核方法

①年度安全医疗奖：根据医疗安全风险程度高低对科室进行分级考核（分A、B、C、D四级），不同等级给予不同奖励。医院医疗安全管理委员会年终依据本年度各科室有无医疗安全纠纷，医疗安全纠纷应承担的责任大小、纠纷例数及赔款额度等情况考核，计算科室人均安全医疗奖的数额。

②年度科研与教学考核奖：对科研成果、学术论文、学术专著等指标，根据得奖者所得奖项级别及作用大小分别给予一定的奖励，奖励直接到个人。

③年度其他奖：对突出贡献人才、各级年度先进工作者、竞赛和质控优秀奖、合理化建议等获得者给予一定的奖励。

④每月的各项补贴：根据各项补贴暂行规定、上报流程及管理办法，每月对节假日及夜间来院抢救患者的加班，按发放范围、标准和审核流程给予补贴，另外还有手术提成补贴、介入手术提成补贴等。

【小结】通过对科室实施指标与绩效管理的"分类目标考核法"，强化了科主任的科室指标管理和绩效管理意识，明确了科室全年的工作目标任务及努力方向，对科室优化收入结构，减少医疗成本，提高有限卫生资源利用，进一步减轻患者负担都起到指导性作用，助推了医院精细化管理。

财务和绩效管理是院长的重要工作，一把手要有管家意识，要善于牵住奖励性绩效工资分配这个牛鼻子，充分发挥全院职工的积极性，营造和谐团结、积极向上的工作氛围。当然绩效管理也非常需要培育普通职工的精细化管理理念和财务意识，以增加职工参与医院绩效管理的工作热情。在实施绩效管理过程中，院长要根据医院的具体情况，结合卫生行政部门和医院管理的指标及目标，建立切实可行的医院绩效管理分配体系，同时一定要将绩效管理与工作成效切实挂钩，使医院摆脱"院长说破嘴，职工照旧干"的尴尬局面。此外，绩效管理改革也是公立医院改革的一项重要任务，改革会影响甚至损害部分人的既得利益，因此在改革中要注意循序渐进，切忌急于求成，既要注重职工待遇的逐步提升，让职工看到希望，有干劲、有盼头，又要注意不要因为奖励过多过快而失去奖励的意义。

（韦铁民　方霞波）

## 第二节　绩效分配的差异与均等

【背景】医院绩效管理是医院管理的一种激励性管理工具，其目的是按劳取酬、按技取酬、按岗取酬。公立医院有别于其他事业单位，其内部运行机制、工作分工非常复杂，既有挣钱的临床科室和医技科室，也有花钱的行政后勤部门，大家在医院工作中相互协作，缺一不可。同时作为公立性医院既要讲经济效益，提高有限卫生资源的利用率，又要讲社会效益，减轻患者负担。因此公立医院在目前体制下，月绩效分配（简称奖金）既要讲多劳多得，又要体现团队意识，差异不能太大，要平衡好各方利益。

【问题】①许多医院的绩效分配不能兼顾经济效益与社会效益；②不能体现付出、技术水平和岗位职能；③奖金分配的公平性差，分配找不到平衡点，职工认同性差。

【做法】丽水市中心医院在多方兼顾的绩效管理体系基础上，在绩效分配时力求把握差异和平衡，体现高技术，在具体分配奖金时，适度控制医院内的"贫富"差距，体现月绩效分配的差异与均等的统一，主要采用了以下措施。

1. 奖金分配采用多维度指标进行考核计算，即由医疗服务质量、医疗风险和危重患者、卫生管理部门目标管理、工作量和成本控制等五维度考核指标组成。

2. 各临床科室工作量和成本控制指标及其他指标奖金计算标准和方法基本一致，从而体现管理上的公平性。

3. 考虑各临床科室危重患者、手术难度差异等因素，对高风险的临床科室提高相应的风险系数。

4. 考虑到社会效益，对于急诊、儿科等经济效益较差的科室给予较大政策倾斜。

5. 平衡医疗各科室的人均奖金，采用人均奖超额累进递减法。

6. 各病区的奖金内部分配时将科室奖金总额按比例分为科主任、护士长、医师和护士四个部分，同时各部分有独立考核指标与方法，考核后单独发放。

（1）科主任、护士长考核指标　由科室核定床位数、平均住院日、药品比例（指主任）及床位使用率、出院转科及借床患者数等指标来确定科主任与护士长奖金分配系数，为兼顾平衡，其个人奖金系数控制在本科室医师或护士人均奖的一定区间内。

（2）医师和护士奖金　科室医师与护士人均奖按一定比例分配发放（1∶0.7）。

（3）科室医师和护士具体二级分配　根据科室人员的职务、职称、学历、工龄、工作量、技术含量、医德医风和服务态度等因素，进行科内分配。

7. 建立奖金分配制度的持续改进机制。根据医院及各科室实际业务运行情况的变化，适时调整奖金分配制度。调整流程为科室负责人或绩效工资管理领导小组成员提出调整分配理由，组长决定是否提交绩效工资管理领导小组讨论并提出指导意见，绩效管理处测算提出方案，相关绩效工资管理领导小组成员对该方案进行讨论并决定是否调整，决定调整的方案经领导审批后由医院办公室通知绩效管理处执行。

【小结】上述平衡措施既避免了科室间和科内人员差异过大而影响单位和谐，又体现了多劳多得、优绩优酬，向高技术、高风险岗位和个人倾斜，统筹兼顾的分配原则；既能合理拉开档次，又考虑到部门间的平衡，并兼顾到不同人群的利益；既兼顾社会效益，又提升医院整体效能，从而有效地调动了职工的工作积极性和主观能动性，避免了单一指标考核而引起绩效分配不公的现象。

一个成熟的绩效分配体系需要在运行中探索、积累、改进，需要时间的积淀，需要关注职工对分配体系的感受和反馈，还要考虑大部分职工利益和大家在分配体系下对工作的积极性。

（方霞波）

## 第三节 利用绩效管理，提升临床科室医疗目标管理

**【背景】** 如何建立完整的医院绩效管理体系，如何做到目标管理与绩效管理并重，实现奖励性绩效工资的精细化，调动医护人员积极性，是医院管理努力的方向。

**【问题】** ①临床科室重业务轻目标和绩效管理；②科室指标管理目标不明确；③目标管理与绩效管理脱节，科室负责人目标管理意识和主动性不够。

**【做法】** 医院的绩效管理体系体现了医疗目标管理和绩效分配的有机结合，对各科室实行医疗指标目标调控和经济收入总量控制及结构调整。

### 一、建立健全奖励性绩效工资分配制度体系

（1）制定奖励性绩效工资分配制度，包括《绩效工资分配制度》《奖励性绩效工资分配方案》《综合奖励性绩效工资分配方案实施细则》《综合奖励性绩效工资分配方案调整流程》《科研与教学、人才与荣誉、质量管理、医疗安全、医德医风及综合类等奖惩制度》《各项补贴暂行规定》等；

（2）每年与科室签订《年度绩效考核指标目标责任书》；

（3）每年根据具体情况变化，及时调整和完善奖励性绩效工资分配方案。

### 二、确定各临床科室年度医疗绩效管理和目标管控指标

医疗绩效管理的主要内容：医疗安全、服务质量、医疗风险和危重患者、工作量、成本考核、目标管控指标、科研与教学、人才与荣誉、医德医风等。目标管控指标包括平均住院日、病区药品比例、门诊药品比例、门（急）诊均次费用、出院患者人均费用、百元耗材（含办公用品和卫生材料消耗）费用、手术（介入）材料收入和药品收入分别占医疗收入的比重、异（自）体输血、抗菌药物使用率及使用强度等项目的月和年度医疗绩效管控目标。

### 三、每月和年度考核，每月及年终兑现

根据奖励性绩效工资分配制度，以科室为单位，每月和年度对临床

科室医疗绩效管理目标的完成情况进行考核，计算其奖励性绩效工资，并按规定的流程审批后发放兑现。

### 四、监控和分析

定期或不定期对各科室医疗服务质量、工作量、收入、支出、结余和各指标的构成情况及奖励性绩效工资分配的执行情况进行监控分析，以量化指标为管理决策提供依据并持续改进。

【小结】将临床科室医疗目标与绩效管理有机结合，利用科室综合奖励性绩效工资分配的经济杠杆，可充分调动职工的积极性，并增强了各科主任整体管理的意识，科室绩效管理能力和职工主观能动性得到有效提升，科室的收入结构和医疗指标数据好转，改变了临床科室重经济效益，忽视医疗指标管理的现象。

实践证明，接地气的绩效管理方案能使科室更加明确平时和年度工作的目标任务，对科室改善收入结构，降低支出，提高有限卫生资源的利用率，进一步减轻患者负担都起到重要的作用，可达到总体提升科室管理能力与科室发展的目标。

（方霞波）

## 第四节　科室财务分析助推科室绩效管理

【背景】由于医院工作的特殊性，部分临床科室管理仍处于"专家管理""经验管理"阶段，而科室财务分析是引导临床科室主任从"专家管理"向"管理专家"转变，从"经验管理"向"效能管理"转变的重要手段。

【问题】①部分科主任、护士长财务管理意识不强；②部分科室人浮于事，工作效率低下；③科室收入结构不合理，耗材和药占比过高；④科室节约意识不强，管理粗放，设备利用率不高。

【做法】院长在中层干部例会上通过PPT对典型科室进行财务分析，向中层传授科室绩效管理精细化的理念和手段，中层干部会后向职工灌输科室绩效精细化管理的意识，并使其固化为每个职工的工作流程和习惯，促进了科室管理水平的大幅提升。科室财务分析内容如下。

## 一、人力成本

根据科室工作量，分析科室医护人员配置是否合理；根据人员薪酬支出占科室支出的百分比，分析科室人力成本是否存在过高现象。

## 二、药品比例

通过分析药品占医疗收入的比例、抗菌药物使用占药品的比例、抗生素使用强度（DDD 值）以及辅助用药比例，指导科室调整药品比例的方向。

## 三、医疗耗材使用情况

通过对医疗耗材领用、支出、实际收费等项目的统计分析，使科室医疗耗材使用状况一目了然，便于及时发现是否存在耗材漏收费、不合理收费或错收等现象。具体分析的项目如下：

（1）手术材料、麻醉材料、介入材料、普通材料的分类分析，各类材料占收入的比例及其在收入结构中的变动趋势；

（2）每元手术、麻醉、介入所消耗的材料金额及其变动趋势；

（3）材料领用与实际收费情况对比分析；

（4）诊疗与材料相关性对比分析；

（5）根据病历记录与实际收费情况进行对比；

（6）相关性分析，如根据物价政策分析诊疗费之间、诊疗费与材料费之间的对应关系及是否存在漏收、错收。

## 四、科室设备使用情况

对科室现有设备的使用情况进行分析，使科室明确如何有效利用各类仪器设备，避免设备闲置或科室盲目追求高端设备而造成浪费。具体分析内容如下：

（1）主要仪器设备配置情况；

（2）设备可开展的项目；

（3）设备实际已开展的项目及未来可开展的项目；

（4）根据价格政策，目前各项仪器设备可收费的项目；

（5）仪器设备实际的收费情况，科室人均仪器设备收入；

（6）仪器设备每月开展的次数及趋势；

（7）仪器设备使用率、边际收益；

（8）设备使用年限及折旧；

（9）设备使用情况的总体评价及建议。

### 五、管理指标完成情况

根据医院与各科室年初签定的目标责任内容分析科室管理指标完成情况，使科室能清晰地了解存在问题和努力目标。具体管理指标包括平均住院日（术前平均等候天数、术后平均住院日）、药品比例、抗菌药物使用指标、均次费用、百元耗材、手术材料、麻醉材料、介入材料占收入的比例、输血指标。

### 六、医疗收支情况

对医疗收支整体情况进行分析，可发现科室收入是否合理、收支结构是否有可调空间，科室是否存在浪费现象等问题。具体分析项目如下：

（1）总收入及收入结构；

（2）主要支出（医用耗材、总务办公支出、消毒支出）；

（3）医生主要工作量；

（4）护士输液量、护士直接操作次数、护士护理费收入及人均水平；

（5）出院患者日均费用（日均医疗费、日均药品费）；

（6）收支结余、人均收支结余。

### 七、出院患者欠费情况

分析科室的欠费总额，可发现科室对欠费管理是否规范、对欠费患者是否存在过度用药的现象。

【小结】 通过每年数次在中层周会上用PPT对科室财务运用情况进行分析，强化了临床科室精细化管理的意识，改变了科主任、护士长"重临床、轻管理"的现象，科主任、护士长更主动关注科室财务运行情况，科室职工参与成本管理的意识逐步增强，科室漏收、错收明显减少，收入结构进一步得到优化。

科室财务分析的实质是对科室各项财务数据进行量化分析，对科室运行特别是财务管理的成绩和存在问题进行"精准"定位，以便科室对工作改进目标进行细化和落实。

（吕国元）

## 第五节　收入日、月核对制度，保障医院资金安全

【背景】 医院财务在手工核算阶段，财务管理的各项内控制度不完善且不能得到有效实施，收费也未执行日清月结及严密的钱款交接等制度，导致收费工作人员利用制度管理及实际操作过程中的漏洞挪用公款或盗窃现金。

随着计算机在财务管理中的应用，医院财务管理水平得到了完善和提高，但收费方式的改变及计算机程序和操作上的新漏洞带来了新的财务风险。为保障医院资金安全，我们制定了收费处报表收入日清日结及月核对制度，以保障收入资金的安全。

【问题】 ①财务信息化管理过程中仍可能存在收入资金的安全隐患；②收费系统缺乏有效的内控制度与操作规范。

【做法】 通过近20年的执行和与时俱进的演变与完善，医院对业务收入实行的日核对与月核对制度已经日趋成熟，具体操作要点如下。

### 一、业务收入的日核对

（1）收费处当班人员每日下班后及时完成收费系统的结账与收费报表生成工作。

（2）设置每日报表及款项上交登记表，收费处当班人员结账后，将当日报表及与报表现金额一致的钱款如数封包后，在登记表上登记、签名并上交现金金额。

（3）每日下班后财务处两名工作人员到收费处完成收入的日清日结工作，具体包括：

①报表及款项上交登记表与收费员报表及现金封包的清点核对；

②HIS 系统收入汇总日报与当日收费报表的核对，以收费员为单位，逐一核对当日应缴金额、实缴金额及结账时间，核实有无上班未结账人员，杜绝可能发生的少缴、漏缴现象；

③填写银行交款单，与银行收款工作人员完成收入款项的核对与交接工作。

（4）财务处设专人每日复核收费票据的使用情况并进行报表汇总与核对，具体包括：

①稽核每位收费员当日各类票据是否联号使用，收入日报上各类票据起止编号与存根是否一致；

②稽核作废票据是否作为当日报表的附件；

③稽核药品、医疗服务项目退费手续是否符合规定，票据作废、各种退款证明是否齐全，杜绝别有用心的人拣拾患者的收据联冒名虚假退费；

④逐笔累计每位收费员报表所附的 POS 机收入打印清单，与总额进行核对；

⑤打印门诊收费员项目汇总报表，该汇总报表是电脑系统依据时间段（按结账日期 0 点～24 点）统计而成，稽核票据金额与报表金额、存入银行缴款单金额是否一致，所有核对无误后签名确认。

（5）运用 HIS 系统中专门研发的财务报表核对模块对每日收费报表各项目进行稽核。

## 二、业务收入的月核对

（1）财务处于每个月末晚上加班进行当月收入的结账、核对与汇总核算工作。

（2）专门设计门诊月收入核对表及住院月收入核对表，用于稽核每月会计核算系统与 HIS 系统中的业务收入、预交款收入、支出、结余等项目是否相符。

（3）月末填制月收入汇总表，用于及时汇总反映当月业务收入、工作量等情况，并与上年同期进行对比。

（4）每月将会计报表与会计账簿进行核对，确保账表、账证、账实相符。

【小结】 医院实施收入日核对及月核对的管理举措后，有效避免了挪用公款和现金丢失等情况的发生。

当前医院资金日流量非常大，如不对各个环节严格把控，进行梳理，堵塞漏洞，就会给各种"有心人"以可乘之机，有导致财务风险的可能。此外，稽核不能仅靠电脑数据，更重要的是靠财务人员日常积累的经验来发现问题。如我们可以通过仔细分析同一收费员在正常工作日前后所缴现金误差的大小，以及相同班次不同收费员所缴存现金差距的原因，从中及时发现问题，防患于未然。

（陆丽虹）

# 第六节　患者欠费管理

【背景】 医疗欠费是各家医院共有的现象。导致医疗欠费的原因复杂，如何在完成患者救治和避免过度欠费中找到一个平衡点，既保证患者得到合理、有效的治疗，又减少医院的经济损失，是医院管理不能忽视的问题。

【问题】 ①患者欠费的管理部门不明确，管理制度不健全；②医务人员欠费管理意识不强；③欠费过程管理不到位，欠费科室与个人责任不明。

【做法】

## 一、制定欠费相关管理制度

医院先后制定及修改了《医疗欠费工作管理的暂行规定》《医疗欠费管理的补充规定》《住院患者欠费记账的规定》《出院患者欠费申报制度》《欠费责任追究制度》《医疗欠费管理及应急救助医疗费用管理规定》等多项规定和制度。

## 二、成立医疗欠费管理小组

（1）医院成立应急救助医疗费用管理小组，负责欠费患者的归属和协调，相关应急救助的落实和欠费申报。

（2）成立医疗费用审核小组，负责审核出院欠费患者费用情况、医用耗材和违规用药情况，审定违规责任人并追究责任。

（3）患者欠费的日常监管由物价科具体负责。

### 三、明确欠费管理内容，对欠费患者分类管理

**1. 车祸患者**　立即开通绿色通道，确保患者的生命安全，如果患者需住院治疗且预计无力支付医疗费用，由收治病区填报《道路交通事故应急登记表》，物价科根据相关规定，确定是否向相关部门申请道路交通事故救助基金抢救费用。

**2. 流浪、乞讨、被遗弃等无主患者**　一般留急诊观察治疗，若病情需要必须转入病区住院，则由急诊科请示医务处（非正常上班时间请示总值班）同意后方可转入病区。对出院欠费患者，由物价科向相关部门申请疾病应急救助基金。

**3. 重大公共性事件、公伤、重大意外事故、救火烧伤、见义勇为等由政府部门出面协调的患者**　此类患者若医疗费用暂时得不到落实，科室在进行抢救治疗的同时，将情况汇报院办公室，由院办公室负责与相关部门联系，催缴医疗费。

**4. 院外单位担保患者**　此类患者需担保人填写院外医疗费用书面担保书，约定担保金额、付款日期等事项，并注明联系人的单位和个人电话，加盖单位公章。

**5. 本院正式职工担保患者**　此类患者需由担保人填写院内职工书面担保书，约定担保金额、还款日期等事项，注明担保人所在科室及联系电话，逾期未结清则由担保人按担保书约定的金额还款。

**6. 医疗纠纷患者**　所在科室通过 OA 系统填写医疗纠纷欠费申报表，报医务处同时提交物价科。所在科室根据医务处调查分析意见进行治疗、催款。

**7. 对科主任、护士长授权有限欠费额度**　当患者发生欠费时，医生站、护士站均有欠费金额提示，医生站仍可录入医嘱，护士站需科主任或护士长开通绿色通道方可录入费用。当患者欠费超过 5000 元时，需由经管医生填写大额欠费报告单，通过系统提交到医务处和物价科方可录入医嘱和费用。

### 四、落实欠费动态监控

（1）将欠费管理的重点放在事前监控上。医院制定《在职职工担保住院患者医药费用管理规定》，严格执行本院在职职工担保住院患者费用的管理。对欠费不能结账的出院患者，要求所在科室一周内填报《医药费拖欠报告单》，说明病情、欠费原因等，逾期上报的科室按医疗欠费管理规定，扣拖报经管医生奖金100元。

（2）记费人员按规定控制欠费患者记账。

（3）科室对欠费患者超范围用药或使用高值耗材需填报《欠费患者使用超范围药品及材料审批表》并经医务处审批。

（4）科室电脑设计三级欠费警示。大额欠费（超过5000元）需报医务处和物价科，把患者欠费杜绝在源头上。

（5）通过电话催收、发《出院欠费患者催款通知书》、合理途径交涉以及由医务处、物价科、保卫科联合催缴等方式追缴。

### 五、落实欠费责任追究

（1）费用审核小组根据科室上报的《医药费拖欠报告单》，调阅欠费患者病历，审核费用明细清单，在周会上对欠费情况进行通报并分析原因。

（2）按医疗欠费管理规定，根据欠费类别和原因作出相应处理，并具体落实到科室和个人，如存在管理不到位，扣除责任科室及责任人奖金。

（3）院部与临床科室签订责任书，将医疗欠费列入临床科室管理目标进行绩效考核。

【小结】随着医院业务量的大幅增长，医院收治患者数在不断增加，但在医院加大欠费管理力度后，患者医疗欠费一直控制在较低水平，管理效益明显。

做好医疗欠费管理工作不但需要院领导的重视，更需要一系列的管理制度和措施，并确保执行到位。当然，各科主任的严格管理和医护人员的密切配合，以及医院相关部门的实时监督和管理也是非常重要的。

（吕国元）

# 第七节 对医院薪酬改革的认识

【背景】 薪酬分配是医院绩效管理的激励性工具和工作抓手，合理的薪酬分配要体现医院职工的工作量和工作价值，能有效提高职工的工作积极性，平衡各方利益，成为推动医院发展和协调各项工作有效运转的动力。但医院人员结构复杂，机构多、工种多，重要性、风险性及劳动强度不一，职工诉求众口难调，且各地各医院自身特点不同，因此薪酬分配体系没有完美，仅能做到相对合理。

【问题】 ①薪酬分配缺体系，基本架构不清晰、不合理，不能制约和激励职工行为，不能体现付出、技术水平和岗位职能；②薪酬分配公平性差，分配找不到平衡点，职工认同性差；③没有把薪酬分配与医院医疗管理指标有机结合；④没有意识到薪酬分配是院长的重要管理工具。

【做法】 近年来，丽水市中心医院根据医改趋势，结合医院发展实际，在医院薪酬分配方面做了许多有益的探索和改革，现将一些关于薪酬分配的理念认识、体系和体会归纳如下。

一、人力资源和社会保障部、财政部等四部出台《关于开展公立医院薪酬改革试点工作的指导意见》的相关要点

（1）鼓励公立医院主要负责人探索实行年薪制。

（2）逐步提高诊疗费、护理费、手术费等医疗服务收入在医院总收入中的比例。

（3）充分体现医、护、技、药、管等不同岗位差异，向关键和紧缺岗位、高风险和高强度岗位、高层次人才、业务骨干和作出突出成绩的医务人员倾斜，避免大锅饭。

（4）统筹考虑编制内外人员薪酬待遇，推动编制内外人员同岗同薪同酬待遇，严禁向科室和医务人员下达创收指标，医务人员个人薪酬不得与药品、卫生材料、检查、化验等业务收入挂钩。

（5）综合考虑职责履行、工作量、服务质量、费用控制、运行绩效、

成本控制、医保政策执行情况等因素进行考核，考核结果与医院薪酬总量挂钩。

## 二、对薪酬分配的认识

不同层面对薪酬分配有着不同的认识。实施医院薪酬分配改革，通过合理的薪酬分配促进医院发展，必须充分探讨医院、职工和社会各个层面对医院薪酬分配的认识、期望和理解。

**1. 薪酬的医院层面**　薪酬分配是管理难点，也是工作抓手和管理工具。它具有相对性、阶段性、时间性和平衡性等特点。薪酬分配体系改革要坚持逐步原则，逐步改革，逐步增资。基本架构的建立要结合岗位、工龄、学历、职务、职称等要素，并将工作数量和质量进行合理整合，使之成为调整职工态度和行为的制约和激励手段，并能更好地提升职工工作热情，保证工作质量、促进院科发展。

**2. 薪酬的职工层面**　培育职工正确的薪酬价值理念，即按劳取酬、对得起薪酬、薪酬与作用和功能相关、呈现不均等性等。同时建立分配的基本规则，使之与岗位、工龄、学历、职务、职称、态度、行为、责任和业绩等相结合，通过薪酬分配培育职工的自豪感和尊严感，让职工有干头、有期盼，认同医院的薪酬分配体系。

**3. 薪酬的社会层面**　社会认可医生的辛苦和技能，认可医院培养名医的不易，但对医生高薪的合理性则存在偏见，所以要掌握逐步增资的原则。

## 三、丽水市中心医院的薪酬分配体系

**1. 薪酬分配总的原则**　技术优先，体现价值；条块分配，体现分工；效率兼顾，多劳多得。

**2. 薪酬分配考核指标设置的原则**　可以概括为一个兼顾、两个符合、六个有利于，相关指标均与分配管理挂钩，以确保指标的执行和落实。

（1）一个兼顾：兼顾政府、患方、医院和职工的利益。

（2）两个符合：符合卫生行政部门对医院的考核要求；符合医院实施精细化管理的要求。

（3）六个有利于：有利于提升全院职工的工作热情；有利于开展成本核算，控制医院支出；有利于最大限度地利用有限的卫生资源；有利于控制群众看病费用过快上涨；有利于调整科室收入结构，增加合理收入；有利于提升医院整体效能与核心竞争力。

**3. 薪酬分配体系的架构** 职工薪酬由三部分组成。①体现基本部分：包括岗位工资、薪级工资、基础性绩效工资，保留津贴、职务津贴和福利性绩效工资等；②体现团队部分：包括月综合奖励性薪酬、年综合奖励性薪酬和年度医疗安全奖励，体现团队技术含量和工作成效等；③体现个人部分：包括各种单项奖励性薪酬，如各项补贴、质量管理、医疗安全、科研与教学、医德医风、综合类、人才与荣誉、安全生产等奖惩，多劳多得。

**4. 薪酬分配体系的特点**

（1）多方兼顾。分配体系涵盖服务质量、技术水平、岗位风险和危重患者、目标管控、工作量及成本控制、社会责任等各个方面。

（2）不与药品和材料收入挂钩。

（3）适度照顾和倾斜。坚持分配向临床一线、业务科室、业务骨干、高技术、高风险及高责任的岗位和个人倾斜，特别是向儿科、急诊、ICU、病理、放射、超声等科室倾斜。

（4）医务人员向省级和省内大医院看齐。

（5）行政后勤人员向本级市机关单位人员看齐，即与当地经济和薪酬平衡。

（6）月、年度绩效采取院科两级发放模式，即院部一级考核分配，科室二级管理分配。

（7）科主任、护士长奖金由院长直接发放。

**5. 合理创利与合理分利** 推进薪酬体系建设，关键就是做到合理创利，合理分利。合理创利要注重两个方面，一是在政府收费框架下调整医疗收入结构，降低药品和耗材比例，按照临床路径做好相应检查，增加医疗收入；二是通过加强人力成本控制、抓好日常开支、加强物资采供管理、加强基建管理、做好合同管理、加强内审管理等措施，努力打造节约型医院，进一步增加医院收入。合理分利，即用钱管人，用钱管事，通过薪酬调整职工的工作态度和工作行为，提高职工工作积极性，再更大程度地为医院合理创利。

【小结】 合理的薪酬分配体系是调整职工工作意识和行为的重要方法。作为院长，在医院管理中应充分发挥薪酬分配指挥棒的作用。完善医院薪酬分配体系建设，通过薪酬分配辅助制度建设，具体过程需要结合地方及医院实际情况，因地制宜，在实践中不断探索，精心设计，才能建立符合各自的实际情况、职工认可的薪酬分配体系。

（韦铁民）

# 第八节　移动支付在医院的构建与应用

【背景】 随着移动互联网和智能手机的快速发展，越来越多的零售业者开始在经营中运用"互联网＋"工具。移动支付由于其便捷性和准确性，已在商业领域得到广泛应用并被大众所接受。移动支付方式的升级正在改变消费行为，出门"无钱包"时代正在开启；然而医院却仍在沿用传统的支付方式，局限性明显。因此越来越多的医院开始尝试移动支付在医院的构建和应用。

【问题】 ①越来越多的人开始应用移动支付，但目前大部分医院仍在沿袭传统的支付方式；②医院未运用和开发移动支付功能。

【做法】 鉴于移动支付方式的灵活性和便利性，丽水市中心医院在应用微信支付功能方面进行了积极探索，取得了大家的认可。

## 一、通过丽水市中心医院微信公众号实现微信支付

（1）关注"丽水市中心医院"微信公众号——点击"我的信息"——填写个人信息绑定就诊卡。

（2）门诊支付，医生站开处方——点击"手机支付"进行缴费——"待支付"点击查看明细（有多个处方时，点开其中一个即可一并支付）——支付成功——微信系统"微信支付凭证"消息提醒——就诊指引（根据就诊指引完成对应窗口取药、对应科室检查）——"报告查看"。

（3）住院预交款，点击"诊疗"——"我的住院"——点击"预交金缴纳"——选择充值金额——支付成功——微信系统"住院预交金缴

纳凭证"消息提醒——点击"我的住院"可查看预交金总额。

（4）需要发票的患者，所有就诊结束后离开医院时前往收费窗口打印发票。

（5）如需退费，凭就诊卡及未做检查的申请单等，到收费窗口按我院退费制度办理退费手续。

## 二、通过扫码实现微信支付

（1）主动扫码支付是医院系统按微信支付协议生成二维码，用户再使用微信钱包通过客户端的"扫一扫"功能完成支付。该模式适用于医院自助挂号缴费一体机等自助服务场景。

（2）被动扫码支付（又称条码支付）是用户微信钱包客户端向医院展示条码或二维码，医院系统通过使用红外线扫描枪完成支付。该模式适用于医院挂号收费窗口。

## 三、医院微信支付财务管理

微信支付交易完成后，其资金进入微信商户财付通账户，实现 T + 1 模式，自动提现至医院指定的对公账户，医院提供的对公账户仅具有入账功能，无支付功能。

在医院 HIS 系统中增加新的支付方式，如"移动支付"，在收费员收费日报表中归集该种结算方式的收入金额。

对账程序，主要通过支付网关获取微信支付账单，核对医院 HIS 账单与微信支付账单是否准确无误，核对从银行得到的凭证金额与 HIS 系统中"移动支付"金额是否准确无误，必须做到日清月结，如果发现存在差额，应及时查找交易明细及原因，确保交易资金及时安全入账。

【小结】我院微信支付自 2017 年初开始上线，目前支付次数正在攀升，逐渐被患者接受。实践证明，微信支付能嵌入挂号、收费及自助服务系统中，能有效地缩短付款结算过程时长，减少医院现金清点、找零、缴款等过程，提高医院工作效率，向数字化、智能化收费管理迈出了重要一步。

（陆丽虹　李葱葱）

# 第七章

# 后 勤 管 理

## 第一节　医疗设备采购成本控制

【背景】医疗设备的采购支出是医院财务支出的重要部分，医院发展、学科建设、科研、教学都离不开医疗设备的支撑，合理配置、优质低价采购设备，一直是医院设备采购的努力方向。

【问题】①医疗设备专业性强，技术含量高，高端设备竞争不充分，中低端设备质量差距大；②政府采购倾向于低价中标，医院难以采购到优质的设备；③使用科室盲目追求进口、高端，不考虑成本，喜新厌旧；④设备采购透明度低，存在特权、利益干扰。

【做法】

一、加强医疗设备采购论证，合理配置医疗设备

医院立足发展实际，合理规划、合理定位、合理配置医疗设备，制订了《医疗设备配置管理指导意见》。

（1）代表学科发展方向的设备适当超前配置；

（2）急救、生命支持设备足额配置，保证医疗安全；

（3）普通设备以实用、够用为原则，不追求进口、名牌、多功能，尽可能节约医院支出；

（4）设备购置成本与使用科室经济效益挂钩。由于使用人员对设备有喜新厌旧的倾向，为减少设备购置的冲动性，在设备性能完好、能满足医

疗需求的情况下，鼓励科室使用现有设备，减少或延后更新。科室经济效益与设备使用效率挂钩，科室设备的多少直接体现为科室运行的成本，新设备使用7年后不再计入科室运行成本，耐用的大型设备全寿命折旧；

（5）采购前再次论证。根据最新市场行情、科室需求确定设备档次及采购与否。

医院设备的购置都由使用科室首先提出申请，不存在个别领导或部门主导下采购设备，强制科室使用的情况。总体上，设备配置非常理性。

## 二、加强医疗设备采购环节的管理，医院利益最大化

招标采购前的技术谈判非常重要，分管院长、设备处长、使用科室负责人、使用人员、维护技术人员组成谈判小组，医院纪检、监察部门派人监督。设备处及申请科室在招标谈判前，详细了解相关设备的市场行情及本院采购同类设备的历史价格，供谈判小组参考。一个基本的原则是新购设备价格一般不得高于已投入使用的此类设备的价格。在不违背政府采购规则的前提下，为供应商"着想"，尽量降低供应商销售成本，并使之让利于医院。谈判小组与各供应商逐一确定配置，然后开始价格谈判，目的是摸清供应商心理底价，为正式招标做准备。常用做法有：

（1）谈判前，通过竞争对手或者第三方业务员了解产品的价格行情；

（2）谈判过程中，不透露医院心理价格，只要求供应商提供可能的优惠价；

（3）谈判过程中，不透露医院的倾向性，故意打击潜在供应商，降低其心理预期；

（4）谈判人员以专业知识寻找产品的弱点，作为谈判筹码对其施压；

（5）合理利用关键价位，比如20万元内可以简化招标程序，10万元内可以直接签订合同等，突破供应商价格防线；

（6）利用医院的区位品牌优势，为供应商提供产品的示范效果，以取得价格优惠。医院作为区域性标杆医院，示范效应明显；

（7）采取逐轮淘汰的方式，制造供应商心理恐慌，尽快接近实际价格；

（8）利用供应商急于求成的心理，制造悬念，拖延时间，延后宣布谈判结果；

（9）缩短货款结算时间，换取供应商价格优惠；

（10）价格谈判后期，再争取追加延长保修期、增加常用配套材料等

优惠，努力"变相降价"；

（11）在供应商认为谈判基本结束时，院长最后出面，逐一与供应商谈判，击破供应商价格底线，在取得各供应商供货底价后，谈判小组集体讨论决定采购意向。重大事项经医院领导班子讨论再决定。

另有部分设备，主要是检验设备、放射打印设备，供应商根据医院标本量多少，在医院保证使用其消耗品的前提下，愿意免费提供设备给医院使用，并且负责设备的维修，而耗材价格与市场价一致，供应商得到了销路保证，医院的使用也得到了保证，不失为一种双赢的举措。

【小结】经过多年的实践，医院医疗设备采购公正、公平，在业界有良好的口碑，供应商都愿意优质低价向医院供货，资金、设备利用率高，有力地保障了各学科的发展。

按照我们的经验，购买低价低质的设备，往往导致不能满足使用要求而过早淘汰，频繁更新，浪费大，不如购买价格实在、高质量的设备。医院巧妙地安排谈判程序，使得设备价格处于充分竞争的状态，不仅可以避免人为因素，而且可以获得供应商的心理底价，从而以合理的价格购置到理想的设备。

（赵卫全）

## 第二节　医疗耗材采购成本控制

【背景】随着医疗技术的快速发展，医疗耗材种类和数量不断增加，加之医疗耗材生产厂家通过变换规格和包装，换汤不换药，变花样提价，导致医疗耗材费用逐年攀升。

【问题】①医疗耗材采购成本高，医院成本控制和专业技术发展之间存在矛盾、百元耗材比例高；②患者医疗费支出过高，过高的采购成本给相关人员职务犯罪留出空间。

【做法】

### 一、规范耗材准入

（1）制定规范的制度和流程。临床需要新的医疗耗材，需填写新增医疗器械申请，经科室主任审批后提交采购中心；

（2）采购中心将申请的耗材与医院在用的同类产品进行价格比对后提交物价科；

（3）物价科对收费情况进行审核分析后，提交采购中心主任及院领导审批；

（4）审批通过的申请在医疗耗材管理委员会会议上投票表决，通过率在三分之二以上的准许采购。

## 二、选择合适的招标方式

竞争性磋商方式更有助于突破供应商心理防线，降低耗材价格，以合适的价格买到更好的产品。

（1）耗材招标首选竞争性磋商方式，招标前采购中心通过医院网站刊登招标公告，电话通知尽量多的供应商参标；

（2）供应商间激烈的价格洽谈，往往能突破供应商的价格底线，以较低的价格成交，大幅度降低耗材的采购成本。

## 三、多渠道了解耗材价格

（1）借力网络和兄弟单位经验，参考多地市价格；

（2）目前省医用耗材采购平台已录入较多地市的耗材招标价，医院招标采购时可参照网上公布的价格与供应商沟通洽谈，避免供应商虚高报价；

（3）网上没有的耗材，设法联系已经使用该耗材的医院，了解进货价格，保证医院进价不高于其他单位。

## 四、讲究洽谈技巧

（1）首先，不要暴露医院的真实意向。多找几个厂家，多找几个品牌，让供应商感觉竞争压力大。

（2）采购中心逐个洽谈价格，在全面掌握该产品的市场价后，再重点打压有意向采购的某个耗材价格，往往能得到满意的价格。

（3）反复多次询价，与供应商打疲劳战。

①先由采购员出面多次洽谈，直至无法再继续压低时，将价格汇报

采购中心主任；

②再由主任在原价格基础上继续讨价还价，对于某些硬骨头，必要时可由分管院长乃至院长出面，一般均能有较大的收获。

【小结】耗材的准入、询价、比价、招标等方法是医疗耗材采购成本控制的必要手段，只有加以灵活、机动并有效、合理的应用，才能把耗材采购工作做细、做精，成本控制好。医院通过层层把关和集体决策，减少了不合理的耗材费用增长，也给未准入的耗材一个正当理由，得到了临床科室的理解，既满足临床需要，又合理控制耗材比例的上升。

（廖彩霞）

## 第三节　采购合同管理模式创新

【背景】采购合同是与供应商合作的法律依据。随着医院业务的发展，医院物资的采购量逐年增加，若在后续的执行中不认真查阅和履行合同中的条款，医院的利益将会受到损失，因此执行合同的过程中需要反复查阅合同内容。已装订成册的历年合同或是已经移交档案室的合同，查阅起来费时费力，而且合同原件经常拿进拿出非常不便，也容易丢失。而采用合同信息化管理，并做好有效管理，既可减少医院利益的损失，又可提高了工作效率。

【问题】①原来的合同管理采用装订成册后纸质查阅模式，费时费力，不利于系统管理，且容易造成丢失；②各种合同中常有许多对医院的惠利条款，如不及时追踪，医院的利益将会受到损失。

【做法】借助后勤管理软件的实施，采购中心提出工作思路，在信息中心的配合下与软件公司合作开发合同管理模块，将已签订的合同原件扫描到合同管理软件中，每个合同的所有附件都使用同一个合同编号，并将合同签订时间、合同有效起始时间、金额等条款摘要记录，以后可根据签订合同的公司、合同名称、合同签订时间、合同编号、合同到期时间等关键词查找合同，也可按总务、医疗器械、试剂、信息等类别查找合同，在系统内阅读及打印合同，并可在合同项目中记录该合同执行情况。特别是对医院有后续惠利的合同，进行特别模块管理。

【小结】实施后勤管理软件管理合同后，日常查阅合同无需再翻阅纸质存档合同，只要在系统内就可以智能查找，提高了查阅速度，省时省力；更加方便记录合同的执行情况，确保合同对医院的后续承诺和惠利等各项条款的准确执行；可智能查找合同到期时间，方便维保期限管理；合同由传统手工管理改软件系统管理，可永久保存，不容易丢失；查阅及录入合同等权限由信息中心设置，可满足不同岗位的需要；相关科室需要参考合同时，可通过 OA 办公系统提交供参考，减少医院复印纸使用量，无需人工送达，也减少了人工成本支出，符合建设节约型医院的宗旨；对合同中的后续惠利条款进行追踪。可以说，实施合同电子管理，极大地提升了采购中心的工作效率和工作质量。

（施建英　廖彩霞）

## 第四节　信息化助推后勤管理提升

【背景】医院后勤管理系统复杂，涉及供水、供气、供电、办公物资供给及医疗大楼各种维护等，是医院医疗、科研、教学活动支持保障系统的护卫者。当前，医疗信息化管理发展迅速，已成为支持医疗服务水平的必要手段和重要支撑。但国内医院信息化建设往往重医疗，轻后勤，许多医院后勤管理依旧处于经验管理的阶段。

【问题】医院重视临床信息化而忽视后勤管理信息化。

【做法】

### 一、实行网络报修

通过信息系统完成报修、任务分配、结果监测等流程，减少相应的人力成本，同时监控维修的及时性和评估后续效果，便于维修人员的绩效考核和维修材料的管理。

### 二、大型设备远程监控

如对中央空调的监控：动力监控中心通过对各路空调管路的水压、水温监测，对分处三地的中央空调主机、水泵、冷却塔等进行控制，利用相关软件控制空调运行，既能保证空调处于最经济的运行状态，又减少了人力成本。

### 三、配电监控

在配电室各主要支路安装电表，实时将数据上传至省级能耗监测平台，产生的数据即可以显示为总用电量的柱状图，也可以显示为单日用电量趋势图，还能将照明与插座用电量进行对比，便于分析医院用电情况，为能源控制提供数据分析。

### 四、供气监测

中心供氧、中心吸引、压缩空气系统都存在一个共同问题，即使用中如有漏气现象很难发现，而且也不容易检修。因此对于这三个系统的管路压力和流量监控就显得尤为重要，我们在各楼层和总站输出点都安装了监测探头，定时扫描，发现异常即时报警，大大提高了供气的安全性。

### 五、库房管理

医院总务仓库、卫生耗材仓库领取物品全部实行网络化管理，临床科室只需在院内网上填写领单，仓库会负责送货上门，方便了部门领物。

### 六、固定资产管理

医院实行全成本核算，固定资产是其重要组成部分，实时、准确的固定资产信息是保证医院财务正常运行的必要条件，而固定资产管理的信息化可以保证其在入库、折旧、报损等环节的准确性。

【小结】医院在逐步实施后勤管理信息化后，提升了工作效率，减少了事故环节隐患，减轻了人员工作量，特别是它不间断的实时监控，远非人力所及。

随着临床信息化的不断发展，后勤信息化发展也成为医院管理的重要环节。由于信息化往往没有一个现成的模式，特别是后勤信息化牵涉面更广，很难做到一步到位，在日常工作中需不断改进、不断创新，才能使后勤信息系统逐步完善和有效运行，更好地为医疗运行保驾护航。

（郑荣宗　刘向阳）

## 第五节　降低信息化设备维护成本

【背景】　随着医院信息化的不断发展，信息类设备不断增加，医院电脑和打印机已经达到2000多台，门禁、考勤机、监控类设备也近1000多处，硬件故障率也随之增大。

【问题】　医院管理者和信息科人员对降低信息设备维护成本的意识弱，不重视。

【做法】

1. 信息中心硬件组改变以往接到故障后维修的被动流程，采用每月定期主动对各科室的电脑、打印机进行巡检，及时排除隐患，减少故障率。巡检重点以各个病区为中心，其他科室以择期巡检的方式保证电脑、打印机的正常工作。

2. 将一部分科室的报损电脑、打印机进行维修和拼装，作为备用机，在较小使用负荷的情况下能顺利使用，有效节约运行成本。

3. 将已经不能使用的电脑拆机，整理出有用的配件，保管好，作为维修配件使用。

4. 改变向电脑公司购买配件的方式，采用自行网上采购，自行更换的配件购置方式。

【小结】　提前发现一些硬件隐患，能及时维修、更换组件，确保临床工作不受影响，并能提高信息中心的服务意识。使用"尚健康"的拆件，能有效节省成本，提高工作效率。

采购成本、使用成本和维护成本是医院支出的重要组成部分，医院的收入是计划经济，而采购、维护成本则是市场经济，尽管市场经济有许多无奈，但也有许多空间，这要看我们管理者是否用心去利用和管理！

（施建英　李晶辉）

## 第六节　医疗大楼楼长制

【背景】　医疗大楼不同于一般办公楼，是一个复杂的运行体，其正常运行支撑着医院的各种医疗运行。医疗大楼运行需要检查、维护和多方位的管理，现代化的医院有很多后勤工作都实行外包，但如果业主与外包公司没有一个沟通协调和监督的环节，有问题时往往得不到及时解决。医院设立医疗大楼楼长后，有效地解决了相关问题。

【问题】 ①医疗大楼运行随时会有各种各样的问题出现，而且许多情况下问题反映渠道不畅、反馈迟缓；②解决问题效率不高。

【做法】

设立大楼楼长岗位，专人负责每幢医疗大楼的管理；选派楼长到大酒店学习管理经验；制定楼长工作职责，具体如下。

**1. 做好大楼内控烟巡查**

（1）巡查时发现患者及家属吸烟，应及时劝导和引导。

（2）监督本院职工控烟。

**2. 卫生保洁巡视督查**

（1）主楼及附楼屋顶平台巡查。巡查的主要内容包括卫生情况、设备设施的外观完好情况、运行情况等。

（2）每天对大楼各楼层病区、大厅、相关医疗支持部门巡视督查一次，主要对保洁公司保洁员出勤、保洁质量、保洁机具摆放、相关事项落实情况等进行督查；同时对护士站、医生办公室、值班室、病房的保洁工作进行督查等。

（3）每周对设备层进行巡查。巡查内容主要包括卫生保洁情况、运行设备的外观完好情况，督查新风系统过滤网及设备的定期维护情况，物流运行等。

（4）每周对地下停车库进行检查。主要包括卫生保洁情况、车辆停放运营情况、相关设备设施运行情况等。

（5）楼层标识系统日常巡查。主要包括各类标识是否缺损、是否整齐，病房标识责任人名牌是否到位，宣传画是否整齐等。

（6）每日巡查楼顶一次，检查楼顶是否有维修垃圾，设备运行是否异常，通往楼顶的门是否上锁，以及是否有其他异常情况。

**3. 制度执行情况督查**

（1）大厅、电梯厅、公共走道、护士站等部位照明和照明节能制度执行情况巡查。

（2）楼层空调运行的制度执行情况巡查。

（3）消防安全制度的执行情况检查。

（4）楼层节水制度执行情况巡查。

（5）其他规章制度执行情况巡查。

**4. 记录巡查情况及上报**

（1）每日到各部门巡视。对巡查发现需整改的事项，及时通知护理部、总务、信息、设备、保卫等相关职能部门，并监督其整改落实的时效和效果。相关部门整改不力或推诿的，汇报分管院领导。

（2）每月完成保洁工作质量督查的书面报告，作为对保洁单位各项指标考核的依据。

（3）每月统计分析大楼管理存在的问题及整改效果，书面上报分管院长。

（4）及时、主动了解和听取各病区对大楼运行工作的反馈意见，并收集整理，以改进和提高服务工作的满意率。

**5. 沟通协调大楼正常运行**

（1）季节变换，及时征求病区意见，配合总务调整空调使用时间。并督查各病区空调使用情况，对存在的问题及时督促科室负责人整改。

（2）配合总务对水电消耗量进行统计，协助科室分析科室能耗使用情况，做好科室的节能降耗工作。

（3）协调处理大楼内出现的各类问题。

【小结】楼长在每天的巡查走访过程中能及时发现问题并协调解决，提高了工作效率。实施楼长制后医院节水节电、电梯运行、空调管理、卫生保洁管理等有专人督查，医疗大楼的整体运行更加通畅。医疗大楼楼长制使每幢医疗大楼的管理更加全面，更加完善，有事责任到人，处理问题时不再相互推诿，并在一定程度上减轻了医护人员的非医疗事务工作。

医疗大楼原来的管理模式是反映问题，然后再由相关部门处理解决，是一个被动的过程。而设立楼长之后，管理过程变为巡查预防结合反映问题，楼长协调解决，是一个主动为主、被动为辅的过程，许多问题都能在早期被发现并解决。

（潘红英）

# 第七节 医疗大楼楼顶管理

**【背景】** 医疗大楼的楼顶不同于一般建筑的楼顶，是保障医院运行的重要场所。大楼楼顶通常放置着重要设备，如空调外机、水泵机组、电梯机房、避雷设施、消防缓降器、水箱等，这些设备设施如果不定期维护检查，不仅会影响使用寿命，严重的还会造成安全事故，如坠楼、大雨时漏水溢水、雷击、设备故障、设备生锈等。

**【问题】** 平时顶楼无人问津，没有针对性的管理维护规定，往往出现问题时才采取补救措施。

**【做法】** 楼顶是管理的边缘地带，却是医院正常运行的重要保障场所。保证楼顶管理不出疏漏，需要相关制度明确部门负责人以及监督落实。

## 一、制定《医院楼顶管理制度》

（1）楼顶是危险场所，保安定期巡查通往楼顶的门是否上锁，有楼顶钥匙的工作人员要做到随手关门，防止闲杂人员上屋顶；

（2）楼顶平台卫生由保洁人员清扫，总务处负责监督卫生状况；

（3）总务处每半月组织相关人员巡查楼顶平台，检查内容包括屋顶檐沟是否有垃圾，设备机房卫生状况，屋顶中央空调机组、水泵、冷却塔、空调铜管保温层、水箱、楼顶发光字等设备设施是否正常；

（4）基建科负责定期检查楼顶是否漏水，房屋结构是否完好；

（5）总务处每年对楼顶的设备进行防锈处理；

（6）各部门相关人员做好巡查和处理记录；

（7）大楼楼长每日巡查楼顶一次，检查楼顶是否有维修遗留的垃圾，设备运行是否异常，通往楼顶的门是否上锁，以及是否有其他异常情况。

## 二、明确责任

根据《医院楼顶管理制度》明确管理部门及条块分工，具体职责落实到人。

### 三、实现规范管理

**1. 门锁管理**

（1）所有设备机房及各楼宇通向楼顶天台的门均上锁，门锁钥匙统一由第一安全责任人管理，任何人员不得私自配钥匙，无关人员不得借用钥匙；

（2）所有人员进入均需登记并有指定人员陪同；

（3）设置钥匙放置区域，当紧急事件发生时，相关人员能够及时找到钥匙，打开通道。

**2. 设备管理**

（1）楼顶的机器设备由工程技术部人员负责维护，其他人不得擅自操作；

（2）除检查或发生意外紧急事故外，未经同意任何人不得随意拆卸任何设备零件，不得擅自改动机房线路、器材等；

（3）不得将任何无关杂物带入或贮放楼顶。

**3. 定时巡查**

（1）明确巡查周期和范围；

（2）每次巡查后，巡查人员登记工作台账，以便及时发现问题，及时处理。

**4. 卫生清洁** 落实专人定时清理屋顶垃圾杂物，保持楼顶环境的清洁，确保排水通道及下水口畅通。

【小结】 医院管理只有做到事无巨细，全视野的考虑细节，才不会导致医院边缘地带管理的疏忽。一些"人迹罕至"的场所，无论安全生产，还是节能降耗，并不会因为你的不注视而平安无事；相反，一旦我们在管理上产生一丝疏漏就会给意外事件提供"表演的舞台"。

（刘向阳）

## 第八节　保洁外包，包而不放

【背景】 医院的环境卫生状况直接影响患者和职工的感受，不良的卫生环境也是造成医院感染的重要原因之一。因此，医院保洁工作是医院后勤保障系统的一项重要任务，也是体现医院管理水平的晴雨表。当前，医院保洁外包现象普遍，如何加强外包管理，保洁公司如何为医院创造干净整洁的就医和工作环境，是医院后勤服务监管的重要内容。

【问题】 ①包前保洁公司承诺很好，包后公司扯皮；②医院制度不健全、标准不规范、监督不到位。

【做法】

**一、院方与保洁公司制定保洁具体要求**

制定《病区日常保洁内容与要求》《病区保洁周期工作内容与要求》《门、急诊楼及外围日常保洁内容与要求》《门、急诊楼及外围保洁周期工作内容与要求》《专项工作内容与要求》《特殊科室附加工作内容与要求》等具体内容和要求。

**二、设立保洁监管人员**

医院由一名护理部副主任参与保洁管理工作，并设立专职保洁监督员多名，监管具体保洁工作，保证环境保洁质量。

**三、建立严格的考评标准**

制定《日常保洁工作质量考核标准》《专项保洁工作质量考核标准》《门、急诊及外围保洁质量考核标准》《特殊科室附加工作保洁质量考核标准》。院方根据质量考核标准，组织人员定时和不定时对保洁质量进行考评，将结果反馈给保洁公司，并根据考评结果对其进行奖惩。

**四、健全检查监督制度**

**1. 月检查** 保洁监督员与保洁公司管理人员，根据质量考核标准、保洁要求对所有范围的保洁工作进行大检查。

**2. 周检查** 保洁监督员每周对大理石、PVC 地面清洗、保养，病区周期工作，天花板保洁，墙面保洁，医疗垃圾的运送、登记等工作进行重点督查。

**3. 日巡查** 卫生监督员每天对日常保洁质量、专项工作质量（玻璃、电扇、床帘、窗帘、纱窗等）进行巡查。

**4. 护士长督查**　护士长每天对分管范围卫生保洁进行巡查。

在督查过程中发现的问题，以口头或书面形式通知保洁公司管理人员，限期整改，如整改期限内不整改或整改不到位的，按合同扣款条例对其进行处罚。行政职能科室主任、护士长每月按《保洁工作测评表》对保洁员进行测评，根据测评结果对保洁员进行奖惩，激励保洁员的积极性。

### 五、加强重点部门、重点环节的管理

（1）公共场所、楼道等除日班外，增加中午、晚上的保洁人力，避免保洁断档、质量不到位现象；

（2）对门诊大厅、主要通道等人流量大的部位增加保洁人员，维护保洁质量；

（3）病房地面保养利用晚上、节假日、周末患者较少的时段进行作业，保证各项保洁工作保质、保量完成；

（4）大楼重要入口管理。雨天对大楼入口进行防滑管理，临时铺设防滑地垫；

（5）安排应急值班人员，遇到突发事件随叫随到。

### 六、定时召开反馈会

（1）每月召开保洁监督员、保洁公司管理人员座谈会和协调会，双方反馈存在问题并讨论解决的方案；

（2）保洁监督员每周参加保洁公司管理人员例会，听取工作汇报和工作计划，提出改进建议；

（3）在协调困难问题时，医院领导与保洁公司高层进行协商，最终达到相互理解、相互支持、相互信任、互利互赢。

### 七、对保洁公司的年费管理

在保洁公司的年费中留一块作为年度总体工作的奖励基金。

【小结】保洁外包、医院监管的模式，既解决了医院用工招聘难等一系列问题，又推进了医院后勤管理的社会化进程，最重要的是提高了院

区保洁服务的质量，得到了院方、患者和家属及参访者的高度肯定。

保洁外包不能一包了事，医院必须和保洁公司共同制定相关制度、标准、流程，通过定期和不定期及多层次的督查并辅之以有效的奖惩制度，才能确保保洁质量，为患者及家属、医务人员提供整洁、舒适的就医环境和工作环境。

（周望京）

# 第九节　医疗设备的保洁管理

【背景】医院的医疗设备品种繁多，有最普通的各种治疗推车、微泵，也有各种高端的医疗设备。在日常保洁过程中，医院往往重视地面、病房、办公场所的保洁，却忽视了对医疗设备的保洁。治疗车、转运车、输液架上锈迹斑斑；推车轮子发出令人心烦的噪音；微泵、心电监护仪上的胶布痕迹；仪器表面、电脑键盘积灰；各类电源线错综交织在一起的现象无处不在。这不仅会影响仪器的正常使用，也会使之缩短使用寿命，同时还影响医疗场所整洁，给患者留下不好的印象。

【问题】①医院对医疗设备保洁不重视；②无设备保洁的相关理念和意识，对特殊仪器设备保洁无规程，保洁方法不熟悉；③有设备保洁的管理制度但无落实监督。

【做法】

## 一、制订相关设备保洁管理规定

制订《医院仪器设备保洁管理规定》，主要条款如下。

（1）各科室仪器设备保洁工作均应设兼职管理员实行专人（1人或2人一组）专机管理负责；

（2）科室人员对常用医疗仪器设备原则上每日清理一次，若有污染，随时清洁；

（3）各种大型仪器设备保持仪器外部清洁无尘，每天用后对仪器表面、主机及导线清洁；

（4）对所有仪器设备每周一次进行整机彻底清洁；

（5）对除尘空气滤网的仪器设备，呼吸机气源过滤网、空调通风口、出风口、风叶，有轴节或带轮子的设备，仪器设备的导线，感染患者使用后的仪器设备等，都有具体的清洁要求，并规定了清洁方法；

（6）对清洁仪器设备表面的抹布规定了使用范围，并对仪器设备的环境保洁作了规定，设备维修人员和使用人员有相应的分工合作；

（7）针对电脑的外部设备、键盘和鼠标等制定详细的保洁说明；

（8）有特殊维护保洁规定的仪器、设备按标准的维护保洁程序执行，如检验科的各种生化分析仪，手术室的各种仪器设备等；

（9）每台仪器设备均建有《医院仪器设备保洁记录单》，保洁后记录。

## 二、开展仪器保养的相关培训

（1）院长在护士长会议上培训仪器设备的保洁要求和方法；

（2）科室护士长逐级培训，层层落实，使人人了解规定，个个重视仪器设备的保洁并掌握仪器设备的保洁方法。

## 三、统一采购集线套管，规范整理好各类电源线

医院统一采购集线套管，根据科室设备情况，统一安装，规范各类电源线管理。

## 四、组织督查

通过科室自查、护理部专项检查、行政查房的形式对仪器设备保洁实行跟踪管理。

## 五、大楼卫生循环检查将设备保洁作为必查项目

每两个月进行一次不定期的病区卫生循环检查，把设备保洁列为必查项目，并占有较高的得分比。

【小结】仪器设备的保洁管理是医院工作中一项不可少的管理内容，制定专门的仪器设备保洁管理规定并认真落实，使仪器设备保持整洁并处于良好的状态，不但可为患者营造一个整洁、舒适、安全的就医环境，同时也提升了医院的整体形象。

（吴丽仙）

## 第十节　卫生间异味管理

**【背景】** 医院人员密集，公共卫生间更是人来人往，过高的使用频率和与其不相称的保洁水平使医院卫生间成为"味道大"的重灾区，浓重难闻的气味严重影响如厕者和过往行人的感受。

**【问题】** ①医院卫生间气味难闻，对使用者和医护人员及过路行人造成了困扰；②很多医院尝试了不同的清洁方法，但效果甚微。

**【做法】**

**一、强制排风，改善通风问题**

（1）依靠机械通风来保证卫生间的换气量，快速消除异味。

（2）遵循空气流通原理，在使用机械通风时，必须绝对关闭窗户，保证气流从门外进入，通风口排出，以达到换气的效果。

（3）机械通风会消耗掉一部分电费，需要长时间地使用换气扇。因此，我院卫生间换气扇采用定时器控制，设置时间为 6:00～22:00，既能保证日间的有效换气，又能节约用电。

**二、选择合适的卫生洁具**

（1）选用脚踩开关控制蹲坑冲水，使用更方便。

（2）蹲式抽水马桶安装时选用直角型，使用后不易积垢，同时也便于保洁。

（3）小便斗接尿口选用尖凸型，避免采用圆弧型，方便使用者靠近站立。

（4）小便斗选择壁挂式，避免使用落地式，落地式容易产生清洁上的死角，同时因接尿口离人体排尿位置远，容易将尿液滴在地上。

**三、加强保洁培训**

强化保洁工作，增加保洁频次、改进保洁方法，以消除异味。对保洁员进行卫生知识培训，保洁员在打扫卫生间时要注重保洁的重点区。

【小结】通过以上措施，特别是关闭卫生间窗户，强制通风后，医院卫生间异味基本消除。

医院卫生间的管理看似小事且不被重视，却是医院管理长期的难点。卫生间的使用直接影响患者对一家医院的印象，其管理的好坏直接体现了一家医院的管理水平，是医院管理的"晴雨表"。

（刘向阳）

# 第十一节　电梯管理

【背景】医院高层建筑越来越多，单体建筑越来越大，人流量也越来越密，电梯的重要性日益凸显。如何让电梯高效、安全地运行，让乘客感受到医院环境的洁净，乘梯的舒适，这些都给医院后勤管理者提出了更多思考。

【问题】①医院电梯相关安全措施不到位；②电梯保洁无规章，不及时；③电梯维护不及时；④电梯楼层停靠设计不合理；⑤乘坐电梯时的舒适性不够；⑥电梯故障时反应迟缓。

【做法】电梯是现代医院使用频率最高的设备，其空间窄小、拥挤，且容易发生安全事故，做好电梯管理是医院后勤管理的重要内容。

## 一、落实电梯安全运行措施

（1）定期巡查机房查看曳引机有无异响，查看制动器是否可靠，乘坐电梯查看电梯厢内的照明、风扇是否正常运行，并观察电梯开关门有无异常；

（2）电梯按规定定期检验，检验合格后方能运行；

（3）要求电梯维保单位派人常驻医院，一旦出现电梯故障，维修人员可在最短的时间到达现场，所有的电梯维修人员必须持证上岗；

（4）杜绝保安配备三角钥匙，虽然发生电梯关人事故需要及时将被困人员释放出来，但非专业人士使用三角钥匙有可能造成严重后果；

（5）保持电梯轿内通讯畅通，方便被困人员报警；

（6）电梯轿厢内配有应急照明，避免断电时轿厢内黑暗；

（7）电梯内各种警示标语、报修电话号码、检测报告复印件等信息统一印在一块提示板上，避免轿厢内乱张贴。

## 二、电梯故障的应急预案

（1）电梯在发生故障、停电等情况时，及时告知被困人员保持镇静，尽量往电梯厢后侧靠近；

（2）救援人员通过视频监控了解电梯情况，同时通过对讲系统询问电梯内状况，确定下一步救援方案；

（3）出于安全考虑，为防止故障发生，进入机房关闭主机电源；

（4）在做好一切准备工作后，将电梯调整在平层时，用专门的钥匙打开电梯门。

## 三、加强日常保洁

（1）电梯轿壁一般采用不锈钢材质，定期使用不锈钢清洁液或白油进行擦拭，去除不锈钢上的污渍和锈迹；

（2）医院各种运送车辆较多，电梯上流动人员多，保洁员要随时保持电梯地面的清洁。

## 四、提高乘坐电梯时的舒适感

（1）电梯内部空间有限，购买时选择加高轿顶高度，增加电梯内的空间，轿壁安装镜子，有助于缓解乘客在乘坐电梯时的压迫感；

（2）轿壁两边安装扶手，当电梯出现异常时便于乘客稳定身体；

（3）安装残疾人操作面板，可以方便轮椅乘客操作电梯；

（4）多媒体显示屏可以适时地宣传医院，语音报层可以提醒乘客上、下电梯；

（5）电梯轿顶的照明采用柔和的光线，配蓝天、白云图案，使卧位患者乘坐电梯时能放松心情。

## 五、设计运行模式

（1）乘客电梯和医用电梯尽量避免放在同一电梯厅；

（2）高层电梯采用分区运行和单双层运行模式；

（3）多台电梯在同一电梯厅不使用群控功能，有针对性地采用分组并联控制；

（4）为保证危重患者的及时转运，设一台电梯为专用电梯，由电梯司机操作，内部安装电话，机动运行。

### 六、电梯机房 5S 管理

（1）每个机房配备消防器材，禁止存放任何易燃、易爆物品；

（2）定期查看机房，检查机房空调运行情况，做好机房温度调节；

（3）为防止意外发生，机房由专门的值班维修人员管理机房钥匙，并做好钥匙去向记录；

（4）非机房工作人员在没有院方同意的情况下不准进入机房。

### 七、保养措施

（1）按照国家有关规定，每台电梯每月保养两次；

（2）配合电梯公司完成周、月、年度保养任务并检查保养质量；

（3）建立维保单位对电梯的保养和急修档案并存档保管；

（4）负责电梯的年检组织工作。

【小结】 电梯管理也是医院后勤管理的"晴雨表"。电梯是医院安全生产的特种设备，电梯的应急管理关系到每个乘客的生命安全。因此，医院电梯管理是医院后勤管理的重中之重。此外，电梯的卫生和流程管理也是重要内容，因为它反映了一家医院整体的卫生状况，直接关系到患者的舒适程度和是否能快捷到达目的楼层。

（刘向阳）

## 第十二节　医院窨井管理

【背景】 医院院区的马路上、绿化带中，遍布着各种各样的窨井，有雨水井、污水井、电缆井、阀门井等，由于在地下，其管理往往容易被忽视。地面人流、车流密集，地下又与各建筑物相通，如果管理不到位，就有可能是病媒生物的滋生地，或者是一个个陷阱。

**【问题】** 地下管网布局不清，平时无管理章程，相关问题的预见性和防范措施不到位。

**【做法】**

### 一、建立巡查制度

各项管理规定落实到人，明确维修养护和管理责任，派专人定期巡视，发现问题及时整改。

### 二、加强井盖安全维护

（1）发现窨井盖破损、缺失应及时更换，未能及时更换的应放置警示牌；

（2）在一些有重型车经过的道路，将窨井盖换成钢板，以提升窨井盖的承载能力。

### 三、加强病媒生物防治

（1）定期清理窨井下水道；

（2）采取喷药、用塞子封堵井盖孔眼等措施防止病媒生物的滋生。

### 四、保持地下管网畅通

雨水井盖通常选用梳齿状，便于地面的水流入井内，但同时也容易造成泥沙流入，因此定期清理窨井内垃圾和泥沙对确保地下管网畅通非常重要。

### 五、利用窨井观测地下水位

定期检查窨井水流，可提前发现地下水管是否漏水。例如窨井内有异常的流水，水质较清，往往就是地下有管网漏水，可为查找地下漏水带来线索。

**【小结】** 医院窨井在管理上有制度可依，有责任人可循，使得医院的窨井在近些年面临恶劣雨水天气时依然畅通，相关的功能井道也未曾由于管理不善出现管理事件，对医院的正常工作造成影响。

最熟悉的地方往往是最容易忽视的地方，当我们熟视无睹的时候，可能就是问题发生的时候，作为医院后勤管理者，应该有全面、细致的管理视野，认真对待日常工作中的方方面面。

（刘向阳）

## 第十三节　医院污水管理

**【背景】** 我国水资源短缺、水污染严重，医院作为污水排放大户有责任和义务保护国家水资源和水安全。医院污水具有来源、成分复杂，污染严重和危害性大等特点。污水除了含有机污染物和细菌、病毒、虫卵等致病病原体外，还含有重金属、化学药剂、有机溶剂、消毒剂、酸碱和放射性同位素等，具有空间污染、急性传染和潜伏性传染的特征，是环境污染的重要因素之一。如果医院污水不经过无害化处理就直接排放进入城市下水道或环境水体，将直接造成水体污染，引发各种疾病或导致介水传染病的暴发流行，严重威胁到人们的身体健康。

**【问题】** ①领导对污水管理不重视，硬件投入不足；②管理人员不懂业务，操作往往由门卫或其他人员兼任；③管道陈旧，改造困难；④设计有缺陷，未考虑维修，维护困难；⑤雨污未分流；⑥废水、污水不分；⑦污水处理池选址不够科学，运行成本增加；⑧忽视生化池中好氧菌与厌氧菌的存活率；⑨盲目加药，造成浪费。

**【做法】** 丽水市中心医院重视污水处理工作，现有两座污水处理站，设专职管理人员 2 名。医院通过对污水处理管理的不断摸索，总结出了一套行之有效的管理方法，具体如下所述。

### 一、做好分流工作，减少污水产生量

**1. 雨污分流。** 因为雨水进入污水管网，会造成污水处理量的剧增，影响污水处理效果，无法保证污水达标排放，同时大量的雨水还会对好氧菌带来冲击，造成好氧菌大量死亡。而污水混入雨水排放，则将直接污染环境，因此医院雨污分流非常重要。

**2. 污废分流。** 相对雨污分流，人们对污水和废水分流的重视程度相

对较差，考虑到两路水最终要汇合一处，有的医院往往在房子接排水管时就未将两路水分开，由于废水比污水的水量大，当废水流入化粪池后大大降低了化粪池的分解和杀菌效果，还带出臭味，影响环境。

**3. 生活污水与医源性污水分流。**医院的非病区、生活污水排放执行的是GB8978的相关规定，与医源性污水执行的GB18466不同。因此应将生活污水与医源性污水分开，减少医源性污水的处理量，当生活污水中混入了医源性污水，就应该按照医源性污水处理。

### 二、保证设备正常运转

**1. 保证机房通风**　污水处理大多使用含氯消毒剂，由于含氯药剂带有一定的腐蚀性，因此要保证机房通风，避免设备被腐蚀。含氯气体略重于空气，要特别注意房间底部空气的流通，避免含氯气体沉积。

**2. 控制好加药量**　目前医院使用最多的是二氧化氯发生器，该发生器以盐酸和氯酸钠为原料，反应产生二氧化氯，将二氧化氯消毒剂加入消毒接触池，达到灭菌效果。在购买原料时，因为成本原因，购买的都是工业用盐酸和氯酸钠，纯度会有所浮动，故每批次试剂买到后都应做配比试验，正常比例为1:1.3，该比例会有所调整，以保证二氧化氯产生量最大化。不合适的配比不仅会造成浪费，还容易结晶，严重的会在反应釜爆炸。加药量与污水处理量有密切关系，医院缺少污水计量装置，只能凭经验加药，周末与夜间加药量要减少，具体加药量要经过反复测试才合适。

**3. 配备好必要的工具**　在污水处理过程中，检测致病菌是否达标主要是靠检测污水中的余氯（使用非含氯消毒剂的不用此法），通过检测余氯是否在规定的范围内，在保证污水停留时间的前提下，推算致病菌一项是否达标。因此要配备余氯检测装备，同时还要备有 pH 值检测仪，检测 pH 值是否在 6~9 的标准范围内。

### 三、管好污水处理池

（1）处于污水处理池前端的格栅池是保护污水处理池的一道屏障，大量的垃圾被阻挡在这里，如果不及时清理，会造成污水外溢或格栅损坏，一旦格栅损坏垃圾流入污水处理池将无法清理。因此要定期清理格栅池，必要时要对格栅进行维护，有格栅机的单位也要保证格栅机能正常工作。

（2）在污水处理池中往往会有污水泵，主要起定量和调节水位的作用，这些泵长期浸泡在污水中，容易损坏。有些安装人员在安装过程中未考虑维修问题，将污水泵与管路硬连接，一旦出现故障就会给维修造成很大的麻烦，甚至无法维修。污水处理池属于有限空间，维修工作应尽量在地面完成，在安装水泵时要充分考虑今后的维修问题，泵与水管要容易拆卸，两台一用一备的水泵应只安装一台泵，如果需要再用另一台泵换上，不宜将两台泵都浸泡在水中，否则会减少泵的使用寿命。

（3）由于污水中含有大量的微生物和悬浮物，时间长了在污水处理池中会形成淤泥。这些淤泥如无法清理，最终整个污水处理池将报废。因此在设计时应考虑淤泥的清理方案，保证污水处理池可以定期清淤，而不是一次性的池子。

（4）为了降低污水中的 BOD（生化需氧量）、COD（化学需氧量），污水处理过程中会用到生化处理，而用生化处理的好氧菌和厌氧菌在面对水质变化的冲击时，容易造成死亡，最终影响污水处理效果，应注意污水处理池中水量和水质的变化。

### 四、先进的医院污水处理系统投入使用

由于污水量大小、水质处于一个动态的变化过程，而设备加药又无法"随机应变"，因此污水超标就成为医院污水管理的难点。我院新购置的污水处理系统从处理方式上进行了革新。

（1）该系统采用膜生物反应器处理技术，包含了曝气系统、中空纤维帘式膜产水系统、自动控制系统，具有集成度高、管理方便等优点。其中，膜生物反应器采用一体化浸没式中空纤维膜，膜材料为聚偏氟乙烯（PVDF）膜，具有抗污染、防堵塞、清洗方便等特点，膜平均孔径 $\Phi \leq 0.4\mu m$。由于使用了膜过滤技术，区别于传统的生物处理方式，可以保证污水处理的效果，污水水质大大改善，非常清澈。

（2）该系统将水泵与气泵安置在设备内，不同于传统长期浸泡在水中容易造成腐蚀的工作方式，设备寿命大大延长，也便于维修。

（3）采用紫外线消毒，提高了消毒的可靠性，可以满足目前国内景

观及绿化用水要求，避免了消毒剂使用超标的问题，也减少了对江河水质的污染。

【小结】管好医院的污水是重要的社会责任。污水处理是一项技术工作，由于系统庞大，水量、水质不断变化，要想控制好达标排放并非易事，有些人迷信大投资，认为只要投资到位就可一劳永逸，其实在我们身边几百万投资的污水处理系统两年不到就彻底报废的也时有发生。在污水治理越来越被重视的当下，要想做好这项工作，还是需要学习好污水处理的相关知识，才能做到心中有数。我们污水管理能根据实际情况，以精细化管理为指引，以保证污水的达标排放为前提，不仅保证了污水处理工作稳定运行，还可控制水、电、消毒剂的支出，节约开支。

（刘向阳）

# 第十四节　医院公共场所照明管理

【背景】医疗建筑是一个复杂的建筑体，每家医院往往由于建筑结构特殊导致许多场所和通道采光不佳，许多地方需要24小时照明，有的地方则要按需提供照明。如何合理设置照明的亮度和时间，既保证有足够的亮度，又不造成用电浪费，努力为患者营造一个舒适、安全的就医环境，台湾的许多医院做了很好的探索，这也是大陆医院后勤管理应关注的内容。

【问题】许多医院对照明的亮度和时间控制不重视，导致有些区域照明该亮时不亮、该熄时不熄。

【做法】医院是一个特殊的公共场所，建筑特殊，服务对象特殊，医院公共场所照明管理应是医院精细化管理的内容之一。

（1）培养全院职工合理、有效使用照明工具的理念，养成良好的照明习惯。

（2）规范医院公共场所照明管理，根据光线变化和公共场所亮度标准制定按需开、全日开、隔层开标识，并贴在照明开关上。

（3）实施节能改造，将室外大功率照明灯具全部改为LED灯，室内全日开灯具均改为 LED 灯，降低医院运行成本，美化医院景观。

（4）特殊区域统一照明时间

①室外照明和大厅照明统一开关时间。夏季 18：30 ~ 6：30，冬季 17：30 ~ 7：00；

②大楼电梯厅每晚 21：00 后关闭大部分照明灯。

（5）加强日常督查管理

①全院公共场所照明由相关职能部门分工负责；

②在日常管理的基础上，建立公共场所照明督查机制，保卫科、总务处、护理部等相关职能部门定期巡查并填写《公共场所照明管理督查表》；

③将存在的问题反馈到总务维修科，督促整改落实。

（6）充分考虑自然采光、医疗要求、人流量和工作场所的要求，力求在灯种配置和照明亮度上实现人性化配置。

【小结】通过认真研究和管理，使得院区内公共场所照明管理统一、协调，该亮则亮，该熄则熄，既满足了照明的需要，同时也节约了用电，而标识的提醒功能也在无形中培养了职工良好的用电习惯。

公共场所照明管理需要全院职工的配合，并逐步培养职工节约、有效的照明理念，养成良好的照明习惯。另外，合理设置照明的流明、灯的种类、光源的种类是建造医疗大楼、改造大楼时必须思考的内容。合理的流明，不同的光色会给患者和职工营造温馨、舒适的就医环境和工作环境，能提升医院的整体形象。

（孙华宗）

# 第十五节　医院控烟

【背景】近年来国家积极倡导公共场所无烟化，医院理所当然是控烟工作的前沿阵地。医务工作者带头不吸烟，并劝阻他人不吸烟，为公众树立良好的榜样，对营造全社会的健康无烟环境有着积极作用。

【问题】①医院领导不重视控烟工作；②医务人员控烟、戒烟意识不强；③医院没有相关的控烟制度；④医院对于控烟工作的宣教不够。

**【做法】** 控烟过程是改变观念和行为的过程，控烟看似简单但执行起来难度却很大。医院控烟需要领导重视和全员参与，而营造一个好的无烟环境，更需持之以恒。

### 一、领导重视，层层发动

（1）院长、书记带头不抽烟，其他领导带头控烟、戒烟；

（2）召开创建无烟医院动员大会，院长、书记在动员会议上亲自表态、讲话；

（3）向全院干部职工及患者发出共创无烟医院倡议书；

（4）将控烟工作纳入医院年度工作计划；

（5）中层干部会议布置，全院各科积极参与。

### 二、健全组织，明确责任

（1）建立无烟医院创建工作领导小组，下设控烟办公室，挂靠爱卫办；

（2）成立控烟专家组，制定创建无烟医院实施方案，确定各科室、各楼层控烟负责人；

（3）年度有控烟工作计划与工作总结。

### 三、健全制度，奖罚分明

制定和完善医院的控烟制度、控烟奖惩制度，使控烟工作有章可循，违章必究。

### 四、职工戒烟，率先垂范

（1）为掌握医务人员吸烟状况，医院对医务人员吸烟状况进行调查，并在医务人员中开展多层次的控烟活动，鼓励医务人员少吸烟或戒烟；

（2）组织医务人员撰写戒烟体会，利用展板、院报等手段大力宣传控烟，巩固医务人员控烟成果，尽一切可能降低复吸率。

### 五、宣传到位，劝阻有力

（1）医院各科室护士长、导医、清洁员共 186 人任控烟监督员，600

余人任巡查员，对本院有吸烟意向的医务人员、来院就诊的抽烟患者和家属进行劝阻、干预；

（2）大力开展创建无烟医疗机构活动；

（3）利用院内网站宣传戒烟方法；

（4）利用医院各种媒介强化吸烟有害健康知识的宣传；

（5）利用世界无烟日开展控烟推广活动；

（6）广泛张贴禁烟标志，门诊大厅、各入口处摆放控烟大使及禁烟告示牌。

## 六、戒烟门诊

（1）医生向有意向的患者提供相关戒烟知识。通过询问患者的详细信息，包括与吸烟相关的现病史和既往史，对患者进行个体化的戒烟干预，评估患者的烟瘾及吸烟情况，为患者制定合适的戒烟方法与戒烟日程，再根据患者的健康状况及身体素质，为患者选择合适的戒烟药物。

（2）加强对戒烟门诊的宣传工作。向来院救治的患者积极宣传吸烟的危害，消除患者对吸烟及戒烟的认识误区。

（3）做好与烟草相关疾病的治疗工作。戒烟涉及医院的多个学科，例如心理、呼吸、神经等。相关学科对戒烟门诊的支持，可从全方位帮助患者戒烟。

【小结】 医院创建"无烟医院"的氛围日益浓厚，达到了在院内医疗区域无人吸烟、会议室无人抽烟，院区内烟蒂明显减少及医务人员吸烟人数明显减少的目标。近年来得到了社会各界的高度赞扬和肯定，接待省外和省内兄弟医院来院参观、学习控烟工作40余批次。

控烟是全社会的问题，医院是控烟的主战场。与控烟相关的规定，无烟的医院环境，医院职工的率先垂范和对吸烟者的劝导缺一不可。医院控烟需要面上管理和重点人群管理相结合。在日常的诊疗服务过程当中，医务人员不仅为患者提供戒烟建议和医疗帮助，同时也要为全社会的无烟环境做出榜样。

（王苏英）

# 第十六节 提升门诊窗口服务人员的职业素养

**【背景】**职工素质、服务态度是医院竞争力中的一项重要软实力。门诊作为医院窗口，服务人员的职业素养直接影响医院的口碑及形象。"建最好的区域性医院、有影响力的地市级医院，为区域内居民提供最好的医疗服务、最好的人文关怀"是丽水市中心医院的使命。这需要门诊各窗口部门不断提升服务文化和素养，以提升医院的美誉度。

**【问题】**①门诊流动性大，服务对象多，各窗口工作人员很难持续保持较好的服务状态；②各窗口工作人员长期处于同一工作环境，易产生惰性心理；③少数工作人员素养及责任心不够，影响整体服务品质。

**【做法】**服务文化的形成、服务素养的提升需要医院、科室等各层面人员的共同努力，包括理念的更新、制度的完善、各项措施的落实及督查，最终达到持续改进的目的。

## 一、结合实际工作制定言行规范，完善医德医风的奖惩制度

（1）制定门诊各系统言行规范手册。

（2）每月进行门诊患者真情反馈满意度调查测评，根据结果达标率给予奖惩。

（3）对于因工作和服务态度等缺陷造成的医疗服务投诉，视情节轻重对个人及科室进行惩处。

## 二、开展各种培训，加强日常督查

（1）定期组织礼仪培训：邀请专业礼仪培训师对窗口工作人员进行礼仪培训，规范形体、表情、语言、举止。

（2）开展服务品质提升专题培训：结合门诊工作特性，收集典型的服务案例，全员培训，提升各窗口的服务技巧。

（3）门诊管理人员每日巡查各窗口服务情况，及时反馈给部门负责人进行整改和持续改进。

### 三、开展"温馨小事，感动服务"品牌创建专项活动

（1）参与对象为门诊各窗口部门的工作人员。

（2）活动主题：微笑服务，文明用语，困难时有帮助，服务中有感动。

（3）督查：由第三方每周进行至少1次暗访，暗访结果当日反馈并列入"服务之星"评比条件。

（4）制定门诊服务奖惩措施，开展"服务之星"个人及团队评比活动。

【小结】门诊窗口工作人员端庄的仪表、热情的态度、温和的语言、文明的举止，会明显减轻患者对医院的恐惧感和陌生感。门诊人文关怀和文明服务可很好地改善患者就医体验，并使其更加尊重和信任医务工作者，从而提升医疗服务的整体价值。

（吕丽华）

# 第十七节　医用家具的人性化设置

【背景】医院家具又称医用家具，是近年来才出现的新概念。在2000年前，医疗系统的家具制作与普通家具制作并无太大区别。随着医学的发展，人们开始关注医院家具的功能性及医院室内外空间环境建设的设计。中国医院家具相关行业也开始随之出现。而医学的发展和人们生活水平的提升，使大家对医院就医环境的要求也越来越高。购置或设计符合医疗特点、人性化、方便耐用、温馨耐看的医用家具已成为现代医院建设不可忽视的一项工作。

【问题】①对医用家具的概念不清晰；②医用家具设计不合理；③医院管理者在医用家具购置方面不注重产品选择。

【做法】多年来，丽水市中心医院借鉴先进的医院医用家具人性化的设计理念，结合自身实际，总结出一套医用家具归类和人性化设计理念。

### 一、医用家具的定义

广义定义：任何场所中用于医疗卫生护理领域，满足特定卫生和操

作要求的家具。这里的场所泛指医院、疾病控制中心、保健中心、实验室、科学研究所和家庭，等等。

狭义定义：医疗场所中为工作人员提供操作、运输、物品存放的各种家具类产品以及为患者提供坐具及卧具设施类产品的统称。这里的场所特指治疗护理区域、医疗辅助区域、医疗技术保障区域等。

## 二、医用家具的分类

根据是否可移动可将其分为固定型家具和活动型家具；根据用途可将其分为普通型家具和特殊型家具；根据材料可将其分为木质型家具和金属型家具。

## 三、医用家具人性化要点

医用家具要实现人性化设置，一定要充分考虑以下五个方面的内容：一是根据实际选择定制还是现成购买；二是根据环境和用途选择相关家具；三是根据医疗特殊性对家具的设置进行人性化设计；四是家具的色彩与环境要协调；五是若购置移动家具，则要充分考虑其实用性和质量。

## 四、固定或相对固定型医用家具

固定或相对固定型医用家具主要有以下几类：护士站，各类治疗台（准备台），实验室仪器桌，病房储物柜，医生办公室桌、椅，门诊医生办公桌，大型设备机房控制台面，手术室。

**1. 护士站**　护士站要根据建筑的结构、场地、人员数和病区功能考虑设计，要方便护士进出和交流，要充分考虑一些特殊的要求。在色彩上要与整体环境匹配，凸显设计亮点；用电上要充分考虑绿色环保和节约，如设置电源一键关闭功能等，尽量不要有裸露弱电线和墙电线且使用方便。护士站内部功能必须要求合理，如柜子高度要适宜，抽屉设计人性化，洗手池高度和水槽大小、形状要适宜，其水槽下方设计成百叶窗，能够防潮透气。工作台面材质宜选用人造石（石英石），台面整洁，无裸露电线，方便保洁，电脑主机柜柜门用百叶窗，方便通风散热。

**2. 各类治疗台（准备台）**　其位置要根据建筑结构进行设计，以充分体现整体协调的视觉美感。大小要根据患者数量设计占位，不浪费空间。台面高低要适中，方便站立操作或取物。灯光设计要科学，照明亮度要适宜，可以根据台面布局在台面上的吊柜下端空隙处设计照明点，方便工作时分辨清楚，减少出错率。色彩要体现整洁、温暖、平和的特点。台面设计要简洁、科学，方便整理，材质以花岗岩为宜。废物收集点设计要合理方便，无污染。洗手池设计则要充分考虑高度和水槽大小，要易于保持干净、整洁。

**3. 实验室仪器桌**　桌子高低要根据实际情况量身定做，以便站立操作或取物。色彩要简单大方，体现明亮干净，台面设计要人性化，高低以方便操作使用为原则，台面材质选用特制的实验室黑色台面——实芯理化板。强弱电设计要合理、科学，方便安全管理。洗手池设计要充分考虑高度和水槽大小，使之易保洁。

**4. 病房储物柜**　柜子要根据病房、患者需求设计大小，与病房整体一致，不浪费空间，色调和谐。柜体要根据现代患者需求合理设计，合理分隔，其底格可存放中型拉杆箱，选用材料以木质为主，质量要可靠，不易损坏，要考虑到长久性使用特点。

**5. 医生办公室桌椅**　合理设计每位医生的私人区域，互相区分明确，电脑显示屏上方统一增加吊柜，供每个医生储物，体现整齐大方。办公室的讨论区域设计要简单大方，选用材料以木质为主。打印区域可独立，体现整齐方便。办公桌上设计一键电源开关，便于安全、节约管理。

**6. 门诊医生办公桌**　大小设计要与工作场所相协调，不浪费空间。色彩设计要与办公场所色调相匹配，以暖色调为主，体现温馨。选择材料以坚固耐用为主。

**7. 大型设备机房控制台面**　根据整体环境设计控制室大小，台面高低与整体布局要协调。色彩选择上要与墙面、地板等的色调协调，给人以整洁大方感为主基调。墙弱电端口要设计科学、安全、美观，尽量不要有裸线，并要注意电脑主机的散热通风设计。

**8. 手术室**　要设有医生术间休息室，色彩方面以温馨、平静的色调为宜，配备质地柔软、舒适的沙发，整体简洁、美观、大方，方便医生术间休息，调整状态。医生储物柜要根据房间的大小科学合理布局，柜体大小要适宜。医护洗手水槽设计要合理，防溅水。医生就餐桌子的材料选取以木质为主，椅子可采用软垫带木质的靠背椅。患者家属手术等候区设计要人性化，可根据等候家属需要采用休闲桌椅，颜色可采用冷色调，以利于稳定家属情绪。

### 五、医用移动型家具分类

移动型家具主要有病床、检查床、床头柜、陪护椅、候诊椅、移动护理车、移动抢救车、移动治疗车、患者转运车、无菌物品下送车、移动病历车、移动麻醉车和移动查房车。移动医用家具购置要根据价格、质量、外观等因素，货比三家，并充分考虑实用功能，并且要确保家具色彩与环境协调统一。

**1. 病床**　普通病床要简单舒适，如条件允许可选用电动床，但要质量好，经久耐用，特别要关注油漆质量。色彩方面可参考国际流行色，以灰色或咖啡色为宜，此类色彩耐脏且易保洁。

**2. 医用检查床**　要简单、柔软、舒适，妇科检查床要功能完善，简洁美观，体现人性化设计。

**3. 医用床头柜**　医用床头柜市场上类型和品牌较多，选择时要注意选用具备分区合理、功能齐全、使用方便等特点的医用床头柜。具体来说，柜体要选择防滑、防烫、防裂、耐湿的材质；床头柜要有专门的热水瓶摆放处和接水盒，可避免水渍烦恼，使病房更整洁；床头柜还要考虑设置可拆卸仪器架，在使用输液泵或监护仪时，柜体台面不会凌乱或物品无处可放；柜体下方最好带有隐藏式轮子，方便固定或移动，使保洁工人更易保洁。

**4. 陪护椅**　座垫柔软，表面采用高级皮革，易于保洁，具有收放功能，放倒时适合家属夜间陪护休息。

**5. 候诊椅**　设置时要根据年龄考虑高低，选择柔软皮垫材料，方便保洁，或者选用沙发等更加体现人性化。色彩选择以温馨暖色调为主，也可以结合整体环境设计。根据实际需要定做，多采用固定型。

**6. 护理车（移动式护理工作站、一体机型式移动护理工作站）**　要注意功能齐全，使用方便，质量过硬，在色彩选择方面以大方、耐看为主。

**7. 抢救车**　要确保高质量，物品保管和拿取要方便、安全，主色彩以红色为宜。全院统一规范。

**8. 移动治疗车、输液治疗车** 根据需要定制，方便使用，色彩要简单、大方，材质上尽量不选用以不锈钢为主要材料。

**9. 患者转运车（手术室转运车、病房转运车）** 品牌多，选择范围广，可根据各家医院经济情况选择国产老品牌或优质进口品牌，轻便而稳重。

**10. 无菌物品运送车** 采用电动式为主，方便使用。具体要考虑以下几个方面：①采用全优质304不锈钢；②单面双开门，门可旋转270度至侧面；③大轮径静音轮，推拉省力、平稳；④内置搁板，高度可调，可运输不同大小的物品；⑤用于无菌物品的封闭下送，可有效避免无菌物品在下送过程中被污染。

**11. 移动病历车设置成单列病历车和双列病历车** 可根据需要选择使用。

**12. 手术室移动家具** 多功能麻醉车、手术室器械台、手术室器械包放置台材质一定要扎实，用304不锈钢为宜。

**13. 移动查房车（病区查房车）** 选择整个屏幕比较大的，能够满足大量数据输入，网络传输速率也要比较高，色彩要防污、轻巧而稳重。

**14. 病区发药车** 要选择轻便但坚固耐用、易拉动和清洁的车型，材质以不锈钢为主；封闭式发药车保洁和使用不方便，不建议选择。

【小结】许多医院的管理者对医用家具的质量和价格有着不同的考虑和认识，大家在医用家具购置方面并不注重产品的选择。然而合适的医用家具的选择，对一家现代化医院提升医院的硬件水平和档次有着很好的帮助。好的医用家具不但能减轻医务人员的工作强度和工作压力，而且在医疗安全、美化医院环境和成本节约方面也有一定帮助。

（韦铁民）

## 第十八节 医院 HIS 系统升级的过程管理

【背景】HIS系统是医院信息化的核心系统，涉及的系统多、范围广。每家医院都经历过HIS系统的升级过程，升级改造除原内容的优化外，还增添了新的程序。系统升级若相隔时间长，等级差别大，将是一个"脱胎换骨"的过程，也是十分复杂的过程。如果准备、评估、应对等措施不到位，可能会导致升级失败或对医院有序运行造成严重影响。

【问题】①升级涉及的系统多，影响全院各科室；②新系统变化大，改变了使用者原来的操作习惯，导致一时难以适应；③如上线前未充分反复测试，发现不了问题，会存在不安全隐患，影响全院的工作运行。

## 【做法】

### 一、升级前工作

（1）摸底调研，梳理升级改造内容。HIS 系统升级涉及系统需由各部门事先提出相关需求。

（2）充分论证分析，确定升级改造内容。针对各部门提出的信息化需求，召开分析讨论会，确定信息化需要更改的条款数、数据迁移项目、涉及接口数量等。

（3）充分沟通，明确升级改造内容，与公司确定合作协议。

（4）选择合适的升级时间窗。

### 二、改造中工作

（1）制定 HIS 系统升级改造工作方案，明确工作步骤、目标和任务。

（2）成立 HIS 系统升级项目小组，便于工作督查和推进。

（3）召开启动动员会议，统一思想，提高认识，把 HIS 系统升级改造作为一项重要工作来抓。

（4）明确各项内容实施的责任人、配合部门和工作日期，各尽其责，全院各部门积极配合公司进行系统改造工作。

### 三、上线前工作

（1）制定 HIS 系统升级上线前实施方案。

（2）全院中层干部会议布置动员，调动全员配合积极性。

（3）反复测试，发现问题，不断完善改进。

①成立病区测试工作小组、门诊测试工作小组；

②选择具有代表性的病区及科室进行测试；

③确定测试总体方案及流程图；

④明确医生、护士的测试内容，避免测试遗漏和测试盲点；

⑤采取分科测试和门诊系统、住院系统的大联合测试和全院大联合；

⑥建立 HIS 系统升级测试微信群，测试中的问题通过微信反馈，及时解决测试过程中发现的问题；

⑦反复召开测试反馈会，讨论分析问题，梳理进一步修改的内容。

（4）全员培训，人人掌握本片区新系统的内容。

①院部组织护理、住院医生、门诊医生、医技科室四个片区科室骨干培训；

②骨干回科室对科内人员进行培训；

③编印操作手册及操作方法拍成视频微信下发，以便大家掌握新系统操作方法，便于大家操作时查询。

（5）院部书面下发各阶段需各科室配合的工作，明确各科需完成的工作。

（6）对升级有影响的系统，如 PACS 系统、LIS 系统、移动护理、手麻系统、病理系统、血库系统、发药包药机系统、病房呼叫系统、数据库系统等相关维保公司到场保驾，确保各系统的正常运行。

### 四、新系统切换时把控

（1）制定周密、详细的 HIS 系统升级上线切换工作方案，反复布置动员。

（2）集中力量、确保安全。除信息人员、财务人员、医保人员全体上班外，各相关科室负责人全部在岗协调指挥科内上线工作；护理部、质管处负责人到住院系统巡查、指挥协调；医务处、门诊部负责人到门诊医技系统巡查、指挥协调。

（3）对切换时的难点问题，制定措施和应急预案。

（4）新老系统切换当日及切换后 5 天的维稳工作。

1）由本院信息中心人员和公司增援信息技术人员组成程序修改组和巡查工作小组。

①程序修改组又分门诊收费系统、门诊医生、住院医生、药房系统、药库系统、住院收费系统、手麻计费管理系统、病区系统、医技管理系

统进行分组，明确各小组负责人，及时排除本系统上线时巡查组反馈的故障及问题。

②巡查工作小组按医院楼层进行分组，各小组由医院职能部门负责人、信息中心工作人员和公司的增援技术人员组成，确定一名小组长，分别到全院各科室楼层进行巡查，排除故障及收集问题。

2）建立维稳工作组微信群，巡查小组发现的问题，通过截图反馈到微信群，便于程序修改组及时排除。

3）利用中餐、晚餐就餐时间召开反馈分析会，各小组组长将本组收集的问题进行反馈，讨论布置下一阶段的工作。

4）加强夜间的维稳工作，信息中心人员和公司技术人员安排多名人员值夜班，把 HIS 系统升级维稳工作纳入行政总值班、护理总值班、医疗总值班重要的工作内容。

【小结】HIS 系统的升级是一项复杂的系统工程，是医院信息系统"脱胎换骨"的过程，需要高度重视、周密布置、全院动员、反复测试、认真培训、真抓实干才能确保新系统上线的顺利和确保医院信息运行的安全。

（施建英）

# 第十九节　微信在医院诊疗中的应用

【背景】随着科技发展和社会进步，新媒体发展迅速，其中微信更是成为了现代人沟通、交流和支付的重要工具，并在商业领域得到广泛应用，但其功能在医疗过程中的应用仍相对落后。如何发挥其在预约、导诊、通知、互动和支付等方面的功能优势，为患者就医提供便利，是医院信息化建设的重要内容。

【问题】①就诊患者无法联接医院内部 HIS 网络，医生工作台面无法和外部患者沟通；②微信功能与医院诊疗相结合的开发仍有待提高。

【做法】丽水市中心医院重视新媒体在医院的应用，积极探索微信在医院智能导诊、简化流程、通知提示、费用支付、反馈互动等方面的应用，极大地方便了患者。

### 一、建立一个移动服务平台，连接医院内网和患者微信

患者通过关注医院微信公众号，即可访问与调用患者移动服务平台功能，获取从智能导诊到预约挂号、移动支付、检查报告智能推送等院内全流程服务。以医院为主体，为医院搭建医生与患者的咨询互动服务平台，精准地为患者找到合适的医生，同时让医生在有限的时间里工作更高效。

**1. 智能导诊** 按人体部位，简单地回答几个问题，就可以帮助患者了解最适合就诊的科室，选择对应科室，选择对应医生门诊时间，完成预约就诊时间后，就可收到微信预约成功的通知，在就诊当天还会到收提醒信息。

**2. 简化流程** 诊疗结束后，患者可在手机上直接微信支付，支付完成后，就可完成检查时间预约或药品发放，直接去相应科室检查或去药房取药，使患者不必再来回跑。以往患者来院体检，必须通过医生开单才能预约时间，现在通过微信，患者就可在手机上直接选择套餐，预约体检时间。体检后可在微信上直接查阅体检报告。

**3. 通知提示** 根据医生诊疗，实时发送微信提示信息，提示诊疗、检验检查、药品等费用信息。检查或检验完成后，医院生成报告，再次发出微信通知，提示患者可以在手机上阅读报告。另外，住院患者还可每天在手机上通过微信查看个人费用清单。

**4. 反馈互动** 患者完成就诊后，可以在手机上对医生和医院进行评价，以建立良好的医患沟通氛围。通过诊后的互动服务，如随访服务、用药咨询服务等建立诊疗服务的完整闭环。

**5. 费用支付** 通过医院微信公众号缴纳住院预交款和费用支付，也可通过微信扫码完成费用支付，费用支付方便、准确，领取发票或办理退费相关手续则可在收费窗口完成。

### 二、开发微信小程序

利用微信的小程序，可以让患者方便地找到医院的微信应用。

### 三、开发关键词自动回复功能

让患者可以通过交互功能自动得到在医院就医过程中的常见问题回复、专家出诊信息和科室介绍。

### 四、利用微信的推送功能

我院每月四次，每次八条信息的推送，使患者更方便地了解医院的各项工作，特别是医生的健康宣教文章，进一步改善了医患关系，让患者得到了更多的帮助。借助微信公众号，在建立新的医患沟通渠道、在线医患沟通平台、交流社区等方面进行新的尝试，在各方关系重构方面发挥了更加重要的作用。

【小结】 实践证明，微信在医疗预约、导诊、通知、支付和互动反馈方面的功能比其他任何媒体都要强大，开发好微信的相关功能并积极应用在医疗过程中，能更好地提升医疗安全，并为患者就医提供更加便捷的服务。因此开发好医院微信功能是医院信息化建设的重要一环，值得每家医院去开发。

（程逸军）

# 第二十节 医院健康教育管理

【背景】 随着人民生活水平的提高，人们对医疗保健知识了解的意愿不断增长。医院人流量大、针对性强，是健康教育的最好场所。医务人员的工作不只是对患者进行疾病诊疗，还包括对患者及家属开展相关健康教育、疾病预防和康复等知识。如何利用患者就医过程做好健康教育，是医院管理者要思考的问题。

【问题】 ①医院不重视健康教育工作，工作思路不清；②医院健康教育停留在完成任务的层面，工作不深入；③健康宣教对象定位不清，内容专业性太强，读者不理解，宣教形式单一。

【做法】 医院明确了健康宣教的服务对象是患者及家属，核心内容是传播健康知识，消除伪科学，从而达到提升患者及家属的健康素养和宣传医院的目的。

### 一、成立健康宣教领导小组

医院成立健康宣教领导小组，主要领导任组长，分管领导任副组长，宣传科、医务处、护理部、医院感染科、公共卫生与预防保健科、门诊部及体检中心等职能部门负责人任组员，健康教育科为具体落实部门，负责医院内外的健康宣教工作。

## 二、出台健康宣教制度和细则

医院先后制定和出台了《健康教育工作计划》《健康教育工作制度》《职工健康教育培训计划》《健康教育人员工作职责》《健康教育岗位职责》《健康教育考核办法》《出院患者电话随访考核细则》《控烟制度》《控烟奖惩制度》等制度。

## 三、组建健康宣教工作小组

组建摄像、制作、写作、编撰等特长人员组成医院健康教育资料制作工作小组，对各科室提交的健康宣教资料和上墙的宣教资料进行审核设计和编印，确保内容的科学性、先进性和可读性，并避免文字错误，目前医院共自编相关健康宣教资料600余种。

## 四、明确健康宣教内容

**1. 病区宣教**  结合科室特点设计制作健康宣传栏，每两月更换1次，全年6次，内容主要介绍专病康复知识、心理健康知识、控烟知识、急救常识和安全知识等。编制病区相关的常见病、多发病健教手册，指导患者健康的生活方式和康复方法。

**2. 视频宣教**  自2012年下半年开始，医院招聘专职传媒专业人员，率先开展有声媒体视频健教，已制作由医务人员自编自导、配音剪辑的宣教视频近百个。这些视频先由需求专科撰写脚本，后经健康教育科实地摄像、剪集、配音后导出，所有宣教视频均采用真实案例制成，直观易懂、针对性强。例如为了让患者尽快熟悉病房环境，消除对陌生环境的恐惧感，医院特制作了患者入院宣教视频。该视频从病房实地取景，完整介绍了患者办理住院手续、病房设施使用、住院注意事项，以及出院的整个过程，细致到微波炉的位置、衣物的洗晒都做了明确交待，极大地方便了新入院的患者。

**3. 就医指南**  《丽水市中心医院就医指南》帮助患者了解医院就医

流程、科室分布，使患者便捷就医。

**4. 医院院报**  注重医学科普知识普及，院报开设健康教育知识专版，从百姓角度出发，选择健康宣教内容，如季节变化与用药、养生与健康、特定卫生节日的宣教，以及针对老人、孩子和孕妇等特定对象的宣教。

**5. 医院内刊**  《相约健康》《处州健康报》等健教资料内容更加注重科学性、针对性、实效性和新颖性，适宜不同文化层次的群众阅读，能较好地引导群众掌握科普卫生知识，倡导良好的行为习惯。

**6. 网络宣教**  通过医院微信和网站平台，发布健康知识、医疗信息和医疗技术新进展等信息，方便患者就医和自我保健。

**7. 出院宣教**  专人负责出院后患者的健康宣教工作，主要内容包括家庭护理指导、疾病并发症的预防、康复锻炼及饮食指导，回院复查提醒等。

**8. 健康讲座**  每月在医院健康学校举办健康讲座，同时有针对性地深入社区、农村、学校、企事业单位、老年大学等开展卫生科普知识专题讲座，促进公众健康知识提升。

【**小结**】当前有很多医院对健康宣教工作不重视，健康教育管理边缘化。实际上，健康教育工作是医院理应承担的社会责任，尽管健康教育工作不产生经济效益，却有着巨大的社会效益。在医患矛盾突出的当下，好的健康教育可以搭建医患和护患间有效的沟通桥梁，让公众逐步掌握疾病的预防、发生、发展、并发症和转归等知识及现代医学对一些疾病的无奈，有利于和谐医患关系的建立。因此，做好健康宣教工作既是对医疗服务的补充，又是医院提升口碑的重要方法。

（王苏英  程逸军  卢  汎）

# 第八章

# 安全生产管理

## 第一节  安全生产永远在路上

【背景】生产安全是医院的大事，是确保医疗安全的前提。医院生产安全涉及部门多、环节多，确保生产安全必须强调意识、规章、执行、检查、整改等系列环节。

【问题】①医院安全生产相关制度不全面；②职工安全意识不强；③安全生产管理工作不到位；④安全生产监督不严。

【做法】

### 一、常抓教育，提高意识

**1. 领导重视**  院长高度重视，将安全生产作为头等大事来抓；利用全院职工大会，对职工进行安全生产教育。分管院领导利用分管例会部署安全生产工作；新职工上岗前培训把安全生产专题作为必修课。

**2. 开展寓教于乐的活动**  精心设计每年的安全生产月活动，邀请专家作安全生产专题讲座、现场检查指导，开展安全生产知识竞赛、演练等，内容丰富、趣味性强，职工参与率高，受教育面广。

**3. 运用媒体开展教育**  除利用宣传窗、院报、简报、黑板报、海报等传统媒体进行宣传教育外，还利用微信、短信、OA 网、医院网、电子屏幕等新型的电子媒体开展宣传教育；将有关安全生产的法律法规、防范知识、应急救援知识等在媒体上发送，及时、有效地对职工进行教育，使职工永远牢固树立"安全重于泰山"的安全生产意识。

## 二、常抓制度，完善规范

安全生产制度的建设是规范安全生产各项工作的必备前提。

**1. 从工作需要出发制订制度**　每一项工作都有一套科学的流程，这些流程也就是制度，要求操作者必须严格遵守，避免出差错。

**2. 从差错中吸取教训完善制度**　对工作中发生的职业疏忽，进行及时总结，吸取教训，分析原因，形成文字，完善制度。

**3. 从解决问题中获取经验提升制度**　在解决人防、物防、技防等各方面问题的实践中提炼安全生产工作经验，不断提升制度。

## 三、常抓检查，促进落实

**1. 院级层面检查**　由院领导带队，职能科负责人参加的全院不留死角、地毯式全覆盖的分组检查：一是在元旦、春节、五一、国庆等放假时间较长的节日前进行安全生产大检查；二是每月进行的行政查房中把安全生产检查列为主要内容。

**2. 职能部门检查**　各分管的职能部门进行常规检查，如保卫科进行消防检查，总务处进行电梯、高压容器等检查，医务处进行"毒麻精"检查，设备处进行设备常规检查，信息中心进行日常信息安全维护等。

**3. 科室检查**　本科室进行经常性的全面检查，如科室内仪器、设备、水、电、气等正常运行情况。

**4. 职工日常自查**　每位职工对自己工作范围内的安全生产情况负责，时刻留意安全。

## 四、常抓考核，明确导向

把安全生产工作任务分解到每位院领导，分解到各个职能部门、各个科室，实行安全生产"一岗双责"制，切实做到"既抓生产又抓安全"；院长与科室负责人签订安全生产责任书，实行安全生产"一票否决制"；把安全生产列为科室年度绩效考核的重要内容之一，占考核总成绩的一定比例分值。对年度内没有发生过安全生产问题的科室，给予安全生产奖励；对发生过安全生产差错（事故）的科室，严格执行制度予以处罚。对日常工作中出现的安全生产问题，及时调查处理。

【小结】通过常抓教育，提高了员工的安全生产意识；通过常抓制度落实，完善了操作规范；通过经常性的检查，不断落实整改，减少了安全隐患；通过考核，明确了导向，使科室、职工更加明确责任，更加重视安全生产工作。

安全生产责任重于泰山，安全生产永远在路上。只有通过全院干部职工对安全生产的高度重视、共同努力、常抓不懈，才能确保医院安全；才能为患者提供安全的医疗环境、为职工提供安全的工作环境。

（吕耀军）

## 第二节　后勤安全生产管理要落实"六级八责"制

【背景】医院部门多，安全生产涉及面广，后勤的生产安全关乎医疗安全。

【问题】①医院安全管理制度不够完善；②职工安全生产意识比较淡薄，安全管理职责不明确；③安全生产责任落实不到位；④平时缺乏有效的安全生产监督管理。

【做法】

### 一、落实操作者安全生产直接责任人的责任

明确每个操作者是安全生产的第一责任人，通过各种培训强化责任人的安全意识，并将这种意识具体落实到每项工作中。

### 二、落实班组长安全生产的监护人责任

（1）班组长是安全生产管理责任链中的第二级，负责安全生产监管工作，及时发现工作中的安全隐患并进行改进。

（2）负责培训下属员工安全生产的意识，督促规范生产操作。

### 三、落实科主任安全生产管理人责任

（1）科负责人是安全生产管理责任链中第三级，是科室安全生产的

责任人，对本科室安全生产负全面责任。

（2）负责落实岗位职责中的安全责任要求，确保各项工作的安全，保证每一位员工的安全。

### 四、落实分工职能科主任安全生产检查人责任、分管职能科主任安全生产监督人责任

（1）分工职能科负责人是安全生产管理责任链中第四级。所谓分工职能科是指某项工作由该科负责管理，也是与分管职能科的一种名称区别。如：消防工作，其分工职能科是保卫科；水、电、锅炉安全，其分工职能科是总务处。在医院工作中，涉及到安全生产的主要有25个方面，即"火水气风雷、毒麻精放爆、电车坠滑塌、盗骗恐食涝、梯炉压烫信"，方方面面工作分布在全院各个科室、各个角落，由各个分工职能科管理，分工职能科专业性比较强，对所分工的任务时时检查。

（2）分管职能科负责人也是安全生产管理责任链中第四级，与分工职能科负责人处于同一级，但是责任是有区别的。为了全院对各方面安全生产工作有全面的协调，明确了一个分管安全生产的职能科室（如：我院指定法制办为分管安全生产的职能科室）。分管职能科负责人是安全生产的监督人，对安全生产定时检查，督促整改。

### 五、落实分工副院长安全生产组织实施者责任、分管副院长安全生产参谋和助手责任

（1）分工副院长是安全生产管理责任链中第五级。所谓分工副院长是指某项工作由该副院长负责管理，如氧气的安全，集中运输、存放时由总务处负责，这时的安全生产由后勤副院长管理；氧气在病区使用，主要是护士操作，这时的安全生产就由分管护理的副院长负责。饮食安全、防雷安全属于后勤事务，就是由后勤副院长负责。分工副院长对所分工的安全生产工作定期检查。

（2）分管副院长也是安全生产管理责任链中第五级，与分工副院长属同级，但不同责。分管副院长参与本医院安全管理的决策和各个时期安全工作计划的督促、检查及落实，及时向院长提出安全方面的建议和意见，并组织实施，分管副院长是安全生产的参谋和助手，对安全生产

月月检查，要出谋划策，部署落实安全生产的检查、整改。

### 六、落实院长安全生产总体谋划者责任

院长是安全生产管理责任链中第六级。

（1）院长是医院安全生产责任人，全面领导本院的安全生产和劳动保护工作，并负全面领导责任。

（2）院长要建立健全安全生产管理机构和管理制度，督促检查本院内安全生产工作，分解安全生产考核目标，防止各类事故发生。负责检查并督促院安全生产委员会对单位内的各科室组织实施安全管理，重点抓好各项安全管理工作。

（3）每季度定期听取安全生产委员会和各科室负责人的工作汇报，采取有效措施，协调解决本单位内的重、特大事故隐患。

（4）负责落实本单位安全生产管理机构的人员、经费、办公场所、装备等相关问题。

【小结】 通过落实安全生产管理"六级八责"制，医院的安全生产工作职责更加明确、更加细化，把操作者的安全放在最前列，强化了操作者的安全意识，有效地杜绝了安全生产的事故隐患。从班组长、科室负责人、分工（分管）职能部门负责人、分工（分管）院领导到院长，都明确了各自的职责和任务，有的放矢抓安全，确保了医院的平安运行。医院被评为省级"平安医院"，市级消防安全单位，连续14年市级治安安全单位，3年省级治安安全示范单位。

医院是人员高度密集的地方，再加上环节多，事故发生的概率自然也高，而住院患者多为体弱和行动不便之人，一旦发生安全事故，疏散困难。若后勤方面发生了安全事故，直接影响临床的各种医疗流程，从而诱发医疗安全事故，因此我们需要时刻紧绷安全管理这根弦，充分利用"六级八责"的安全管理制度抓好医院生产安全管理。

（吕耀军）

## 第三节　安全用电管理

【背景】随着现代医疗技术的发展和临床医疗水平的提升，医院医疗

设备激增，用电方式更加复杂，对医院用电质量提出了更高的要求。一旦不能正常供电，就会导致医疗设备损坏，直接影响医疗安全，甚至引起生命危险。因此，用电管理是医院后勤保障工作的重中之重。

**【问题】** ①用电管理制度不全面，用电分配不合理，未根据实际用电情况进行重点规划管理；②应急预案不完善；③高低压配电机房管理不到位。

**【做法】**

### 一、健全相关用电管理制度

先后制订和完善了《医院高压配电房工作人员职责》《医院高压配电操作规程》《医院变电所交接班制度》《医院大规模停电应急预案流程》《医院发电机组运行操作规程》等规章和制度。

### 二、合理有效分配电能

（1）大型中央空调系统电源由专用变压器供电，电缆直接至中央空调机房设备启动柜。

（2）大型医疗设备（CT、磁共振等）电源由变电所专用变压器供电，低压配电柜以电缆直接至设备控制箱，一台设备一路电源。

（3）生活水泵和消防水泵电源由变电所低压柜放射供电，双路电源，末端自动切换。

（4）手术室、监护室等一级用电电源由变电所低压柜放射供电，双路电源，末端自动切换，并与自备发电机电源可互为切换。

（5）日常照明、动力电源通过楼层竖井树干式供电，双路电源、末端互为切换，照明部分与自备发电机组互为切换。

### 三、建立电力监控系统

（1）总配电房高压进线电压监视，各高压断路器分断位置监视，各分配电房运行状况监视。

（2）中央空调、风冷热泵、燃油锅炉、净化系统实行远程开启、关闭，监视机组运行状况，根据环境变化实时调整温湿度。

（3）医疗大楼新风机组、中心吸引、压缩空气等设备监视电源电压是否正常，运行是否正常，当出现异常情况时，具有故障报警功能，维修人员能够快速、及时处理。

### 四、高压专线、低压多回路供电

（1）医院电源采用两回路 10KV 高压供电，可单独供电和同时供电，互为切换，当一路电源失电时切换到另一路高压电源。

（2）重要负荷的低压供电系统均采用两回路供电，分别接自不同的变压器，末端互为切换，配电房低压柜之间可互为切换。

（3）总配电房配备两台 640kW 柴油发电机作为全院重要部门应急电源。

### 五、重点区域用电管理

（1）手术室电源由变电所专线供电，双路电源末端切换，每间手术室设置单独配电箱，配置 UPS 和隔离变压器，以确保手术室断电和设备漏电情况下，保证手术正常进行和医患人员的人身安全。

（2）大型医疗设备对电源电压要求高，设备瞬时工作电流很大，采用空气断路器保护，专用变压器供电。

（3）ICU、急诊室电源由配电房两路电源接入，科室配备隔离变压器、UPS，末端互为切换，与医院总应急电源互为切换。

（4）定期对重点区域的供电设施、隔离变压器、UPS 进行巡查、检修，发现问题，及时处理。

### 六、完善突发性停电应急预案

（1）制定《医院大规模停电应急预案流程》；

（2）定期组织值班人员演练医院大规模停电应急预案流程，学习高压配电柜操作流程、低压配电柜切换流程，发电机操作流程；

（3）每月定期对自备发电机组进行维护保养，开机运行，保证能随时启动；

（4）每年举行全院性突发性停电演练，总结演练中存在的问题。

### 七、高压配电房维护

（1）值班人员必须持有电力部门颁发的高压进网证和上岗证；

（2）值班人员需按规定的时间、路线对高压设备进行巡视，做好巡视记录工作；

（3）定期请电力部门对配电房内的高压配电柜、高压电缆、变压器等设备进行预防性试检，检测设备的性能及绝缘电阻；

（4）按照电力规范，定期将高压验电笔、绝缘手套等送检；

（5）定期组织值班人员学习电力安全规范和操作流程。

【小结】　医院用电安全是一项系统、复杂的工程，必须坚持规范化、制度化管理，切实消除事故隐患，确保医院用电安全和医疗安全。保障医院双回路高压供电和足够的用电容量是保证安全用电的基本前提，强化日常维护管理是保证安全用电的关键所在，加强重点区域管理是保证安全用电的重要举措，建立、完善工作制度是保证安全用电的基本保障。

（孙华宗）

## 第四节　医院防扒、防窃管理

【背景】　安保工作是医院行政管理的重要内容之一，是维护正常医疗秩序，保障人民群众就医安全、财产安全的重要保证。近年来，随着医院的快速发展，大医院人流量增大，人群构成复杂，部分患者随身携带的现金多，来就医的患者由于疾病的原因防范意识差，使得医院患者成了小偷扒窃的重要目标。因此，研究医院治安保卫工作的特点、难点及解决问题的方法，对维护患者权益，保障广大患者的财产安全有重要的意义。

【问题】　①医院人流量大；②部分患者携带现金多，防范意识差；③医院保安防盗窃能力差；④医院管理不到位，没有根据扒盗行为有针对性地进行防范打击。

【做法】

一、加强整顿、引导门诊各诊区的排队秩序，从源头上挤压扒窃空间

（1）对历年的侵财性案件进行梳理，清理案件高发部位。通过对以往案件的分析，发现50%扒窃案件发生在门诊诊区服务窗口。而这些窗

口成为扒手目标的主要原因是，排队秩序混乱，扒手能"浑水摸鱼"，轻易得手。

（2）针对性安排人员进行防范。在人群拥杂且案发率较高的挂号收费窗口、B超大厅、消化科诊区各派一名保安员为排队就诊引导，并增派一名保安员负责诊区的排队就诊工作。通过引导，诊区排队秩序明显好转，使得扒窃案件大幅下降。特别是案件高发的挂号收费窗口，B超大厅，自从派出保安引导员后，至今没有发生一起扒窃案件。

## 二、加强技防和人防的投入

（1）投入必要的资金在各诊区、通道安装高清探头近千只，做到院区全方位覆盖，为安全保卫工作提供硬件支撑。

（2）招聘专职防扒、防盗安保人员，同时聘请公安专业反扒人员对医院安保队伍进行培训。医院专门聘请了有多年防盗窃工作经验的公安人员，制定各种防范措施及预案，并利用技防设备快速反应及时抓捕犯罪嫌疑人。

## 三、加大防扒、防窃培训宣传，增强全院职工和来院患者的防范意识

（1）院分管领导和保卫科不定期地对科室职工和新进职工进行防扒培训宣传。

（2）提高患者在就医过程中的防范意识。在门诊和病区的显要位置，设置财物安全提醒标识，提醒患者在就医过程中加强防范意识。

【小结】防扒、防窃是医院安保部门的重要职责，如何使医院安保不形同虚设，切实有效地保护患者和职工的财产安全是医院管理的重要内容。安保部门对问题的梳理，重点部位的管理，防范意识的提升以及人防、技防的跟进等综合措施，使我们有理由相信相关案件会大幅下降。

（郑宏鹏）

## 第五节　医院消防个性化管理

【背景】医院是个特殊的公共开放性场所，由于其人流量大、人员密

集，老弱病残者多，易燃易爆物品和大型贵重设备也多，一旦发生火灾，很有可能造成重大人员伤亡和财产损失。所以，如何有针对性地做好医院各部门、科室个性化消防安全管理，是医院管理者必须重视和思考的问题。

【问题】①医院人群特殊，人流量大，人员复杂；各部门、科室结构复杂且不一，消防管理要求也各有不同；②医院以老弱病残或行动不便的患者为主，一旦发生火灾，难以及时安全疏散和撤离；③医院各类电器设备多，用电管理不善易引发火灾隐患；④大型贵重设备需特殊保护，否则损失严重；⑤图书馆、档案室、病案室等重要资料需重点保护，确保安全。

【做法】丽水市中心医院非常注重消防安全管理。由于医院的机构复杂，许多患者无逃生能力，再加上医院贵重设备多、用电量大，因此医院消防管理重在预防。我们根据不同科室特点制定了不同的消防预防措施，以最大限度地确保消防安全，减少火灾造成的人员伤亡或财产损失。

## 一、手术室的消防管理

**1. 消防特点**　手术患者大多处于麻醉昏睡状态，患者不能自主逃生。手术中的患者大多在输氧、输液、麻醉、心电监护，甚至打开脏器，而这些都需要手术室固有设备支持，离开了这些生命支持，患者即有生命危险。医生、护士聚精会神地做手术，对初起火灾难以及时察觉。易燃物品较多，容易引起火灾。

**2. 防范措施**　手术室一旦发生火灾，扑灭火灾的难度较大，患者逃生很困难，因此必须严格做好防范，确保不失火。从基建过程做起，设计要考虑周全，施工要保质保量，尤其电线质量要好，线径要粗，避免电流容量不够，设备功率过大而引起电线发烫起火。家具等要尽量使用阻燃材料。加强日常消防巡查，发现问题及时整改。配备足够的消防设施，如二氧化碳灭火器、消火栓等。

**3. 初火扑救**　根据手术室的特点，扑灭初起火灾用二氧化碳灭火器，这样灭火后不会损坏仪器设备，也不会污染室内环境。

**4. 疏散逃生** 初起火灾控制不住的情况下，医护人员要迅速组织逃生，运用一些基本器械维持生命进行疏散。尤其是正在手术之中发生火灾，既要将患者救出手术室，同时又要避免逃生的过程中意外情况的发生。

### 二、监护室的消防管理

**1. 消防特点** 监护室患者都是危重患者，有的处于昏睡之中或无自行逃生能力；有的气管切开使用呼吸机；有的要输氧、心电监护和其他生命支持，这些设施往往是监护室固有的，离开了这些固有设施，患者就有生命危险。医生、护士忙于救治患者，往往初起火灾难以及时发现。设备仪器电线线路复杂、贵重设备较多。易燃物品较多，容易引起火灾。

**2. 防范措施** 监护室一旦发生火灾，灭火、患者的逃生很困难，因此必须严格做好消防防范工作。从监护室的基建、装修开始做起，设计要考虑周全，特别是电线质量要好，供电性能要好，避免设备功率过大，线路负荷过载，引起火灾。窗帘、家具等要尽量使用阻燃材料。加强日常消防巡查，发现问题及时整改。配备足够的消防设施，如二氧化碳灭火器、消火栓等。

**3. 初火扑救** 根据监护室的特点，扑救初起火灾用二氧化碳灭火器，这样灭火后不会损坏仪器设备，也不会污染室内环境。

**4. 逃生疏散** 初起火灾控制不住的情况下，医护人员要及时组织逃生，运用可移动病床等设施进行疏散。为了便于逃生，要立即解除门禁系统。对一些气管切开的患者，要随时接上可移动的氧气；对一些需要心跳、呼吸支持的患者，还要连接可移动的心跳、呼吸支持仪器。

### 三、放射科（放疗科）的消防管理

**1. 消防特点** 放射科（放疗科）的患者有时正在检查之中，人躺在检查设备仓内，发生火灾影响逃生。放射科（放疗科）存放有放射源。设备仪器电线线路复杂、设备珍贵。

**2. 防范措施** 放射科（放疗科）一旦发生火灾，检查室内患者的逃生有一定困难，因此要认真做好消防防范，预防火灾发生。从该科室的基建、装修阶段做起，设计要考虑周全，特别是电线质量要好，供电性能要好，避免设备功率过大电线负荷不够，引起电线发烫而引发火灾。设备要定时检修、维护保养，家具等要尽量使用阻燃材料。加强日常消防巡查，发现问题及时整改。配备足够的消防设施，如二氧化碳灭火器、消火栓等。加强放射科、放疗科的放射源管理，防止火灾中放射源丢失或外泄。

**3. 初火扑救** 根据放射科（放疗科）的特点，扑救初起火灾用二氧化碳灭火器，这样灭火后不会损坏仪器设备。

**4. 逃生疏散** 初起火灾控制不住的情况下，医护人员要及时组织逃生，停止设备工作，迅速将患者推出检查仓疏散。为了便于逃生，要立即解除门禁系统。

### 四、检验科的消防管理

**1. 消防特点** 检验科化学试剂、危险化学品较多，发生火灾容易造成化学危险品外泄，造成危险化学品危害。设备仪器电线线路复杂，贵重设备、仪器较多。易燃物品较多，容易引起火灾。

**2. 防范措施** 检验科一旦发生火灾，要及时将危险品的存放地点、存量情况告诉救灾指挥中心、及时广播告知公众，让公众不要靠近。从检验科基建、装修时做起，设计要考虑周全，特别是电线、插座等质量要好，供电性能要好。设备要定时检修、维护保养。窗帘、家具等要尽量使用阻燃材料。加强日常消防巡查，发现问题及时整改。配备足够的消防设施，如二氧化碳灭火器、沙子、消火栓等。加强检验科危险化学品的管理。强化演练，明确分工。

**3. 初火扑救** 根据检验科的特点，扑救危险化学品附近的初起火灾时，用沙子进行覆盖灭火，这样不会使危险化学品外溢；在贵重仪器、设备附近发生火灾时，用二氧化碳灭火器灭火，这样灭火后不会损坏仪器设备。

**4. 逃生疏散** 初起火灾控制不住的情况下，医护人员要及时组织逃生，切断电源，迅速疏散患者。为了便于逃生，要立即解除门禁系统。

### 五、病案室（档案室、图书室）的消防管理

**1. 消防特点** 档案室、病案室、图书室，存放了大量珍贵的文件档

案资料、病历档案资料、图书文献资料。纸质资料容易引起火灾。

**2. 防范措施** 从档案室、病案室、图书室基建、装修时做起，设计要考虑周全，特别是电线、插座、灯具等质量要好，档案架、图书架、窗帘、家具等要尽量使用阻燃材料。加强消防巡查，发现问题及时整改。配备足够的消防设施，如二氧化碳灭火器、消火栓等。

**3. 初火扑救** 根据档案室、病案室、图书室的特点，扑救档案、病案、图书附近初起火灾时，用二氧化碳灭火器灭火，灭火后不会损坏档案、病案、图书。若用水、泡沫灭火器会将贵重档案、病案、图书损坏。

**4. 逃生疏散** 初起火灾控制不住的情况下，档案室、病案室、图书室要及时组织逃生，切断电源，迅速疏散人员。为了便于逃生，要立即解除门禁系统。

### 六、信息中心的消防管理

**1. 消防特点** 信息中心是医院的神经枢纽，中心服务器内储存着大量的信息，况且服务器时时刻刻在运算数据，为医院提供信息化服务。服务器、计算机数量较多，24小时不间断工作容易引起火灾。

**2. 防范措施** 从信息中心基建、装修时做起，设计要考虑周全，特别是电线、插座、灯具等质量要好，电线供电性能要好。服务器要通风散热，计算机质量要好。加强日常消防巡查，发现问题及时整改。加强备份数据库的建设，配备足够的消防设施，如二氧化碳灭火器、灭火毯等。加强演练培训。

**3. 初火扑救** 根据信息中心的特点，扑救服务器、计算机附件初起火灾时，用二氧化碳灭火器灭火，这样灭火后不会损坏服务器、计算机。

**4. 逃生疏散** 初起火灾控制不住的情况下，信息中心要及时组织逃生，迅速疏散人员。

### 七、普通病房（常规科室）的消防管理

**1. 消防特点** 普通病房、常规科室有一定数量的患者，陪客也较多，大多数人对医院的环境不熟悉。起火的原因比较复杂，如病房里有些患者违规使用电器，违规使用微波炉加热食品，违规吸烟等，这些"违规"容易引起火灾。病床上的棉被、垫被、储物柜是易燃物品，容易引起

火灾。

**2. 防范措施** 从普通病房、常规科室的基建、装修时做起，设计要考虑周全，特别是电线、插座、灯具等质量要好，电线供电性能要好。加强病房、诊室消防巡查，做好对患者及陪护人员的消防知识宣传，禁止在病房使用电炉、烧水壶、电热杯等大功率电器。禁止吸烟，配备足够的消防设施。如根据需要配备二氧化碳灭火器、干粉灭火器、灭火毯、消火栓等。

**3. 初火扑救** 根据普通病房、常规科室的特点，初起火灾可用灭火毯、水湿毛巾、水湿被子覆盖到火苗上灭火。科室负责人、消防协管员、科室职工要沉着冷静，根据发出来的火光、散发出来的烟味以及患者或陪护人员的呼救声，及时赶到火灾发生的场所，在尽最大可能减少人员伤亡，确保仪器设备安全的情况下就近取得灭火器材进行灭火。火势稍微大一些时，针对普通场所可用灭火器喷灭。

**4. 逃生疏散** 初起火灾控制不住的情况下，科主任、护士长、消防协管员、值班组长要科学指挥人员逃生疏散。

【**小结**】 消防安全管理是医院安全生产管理的重要内容，责任重大。要做好医院消防工作，必须实施个性化消防安全管理，只有充分掌握不同科室的消防特点，有针对性地进行预防，才能迅速消灭初起火灾，有效地组织逃生，使人员伤亡及贵重设备、精密仪器和重要档案的损失降到最低。

（吕耀军）

# 第九章

# 基本建设管理

## 第一节  医院空调人性化设置

**【背景】** 与一般公共场所相比，一家现代化的医院应满足不同人群对环境温度的人性化需求。由于检查环节、人群要求和流程的不同，医疗对环境温度要求多样化，而医院人群分布密度和医疗设备产热不一，以及各功能分区复杂和使用时间的要求不一，也使得医院空调设备实现人性化配置较为复杂和困难。

**【问题】** ①新建医院空调配置简单，为节约成本，往往一个主机分配至相关功能区，设置空调时没考虑不同功能区的具体要求，使用后才发现二者不能同时兼顾，制冷、制热不够或空调使用时间冲突，不能满足不同区域和不同患者对环境温度的要求；②临时增加空调现象普遍，空调外机布局混乱，严重影响医院环境美观；③医院投入成本和运行成本增加。

**【做法】** 医院作为一个特殊的公共场所，内部功能分区复杂，诊治流程差异明显，要实现空调的人性化布局，就必须根据医院的功能分区和医疗对环境温度的实际要求进行细化差异配置。医院在空调配置时要特别关注以下几个区域。

### 一、抢救室

医院抢救室内设备种类多，设备产热量相对较大；抢救室内的患者

242

为方便抢救大都肌体暴露，对制热要求高，因此，设计时必须考虑相对独立的小型机。

## 二、急诊室

24 小时开放，人流量大，由于急救需要，大门基本采用自动感应门，开关频率非常高，空气流动性大；重患者接诊时需肌体裸露，对环境温度要求高；因抢救需要，急诊区域中配置有产热设备，会散发一定热量；由于急诊患者大多由家属陪伴或护送而来，人多，制冷、制热必须考虑一定的余额，设置时必须考虑独立机组。

## 三、手术室

手术室对环境温度要求较高，各区域的气流和新风要求稳定、可控，能保证医疗手术进行时的必要温度和湿度。患者手术时大部分肌体裸露，对制冷、制热要求较高，空调配置以独立机组，而且必须双温控制。考虑设备产热及手术人员多少不一，制冷、制热必须留有余地，并按手术室的大小，参加手术人员数，设备的产热情况设置功率的大小。

## 四、妇科检查室、分娩室

妇科检查、产妇分娩时肌体裸露，对制热要求高，空调以配置独立机组为宜。

## 五、CT、MR 室

由于检查需要，此类检查室往复开门的次数偏多，而且 CT、磁共振属于大型设备，其运行时散热量非常大，且对环境温度和湿度要求较高，要求恒温、恒湿。空调配置时以独立的小型机为宜。

## 六、ICU

重症监护室的患者大多病情严重，需要各种生命支持和抢救设备维系，因此重症监护室内各种设备的产热量较高，在配置空调时必须充分考虑这一因素。空调配置以独立机组为宜。

## 七、VIP 室

独立空间，收费较高，患者及家属要求也较高，配置空调以独立小型机为宜。

## 八、心电图、肌电图室

患者在检查时需要肌体裸露，对环境温度有较高要求，尤其是对空调制热能力有较高要求，配置时以独立的机组为宜。

## 九、超声检查区

检查室多，设备多，产热多；患者检查时需裸露肌体，对制冷、制热的要求高，该区域空调最好能独立机组配置。

## 十、检验窗口

基本位于过道或大厅，窗口较多，空气流动较大，内部有一定检验设备，散热量较大；患者检查时肌肤有一定裸露。配置空调以独立机组为宜。

## 十一、检验中心

各种检查机器多，产热多，内部环境封闭，配置空调以独立机组为宜。

## 十二、电梯机房

电梯机房大多位于屋顶，屋内有智能控制电路，特别是在夏天，屋内温度极高。因此在配置电梯机房内部空调时必须充分考虑到空调设备的降温和控温能力，以独立的小工程机为宜。

## 十三、其他

有小手术室、针灸、推拿、理疗、康复锻炼等项目的场所均以设置独立空调机组为宜。

【小结】空调配置看似小事，但若不加注意和思考，就会影响临床的实际使用要求，患者基本的合理要求得不到满足，影响医院形象。当前，许多医院在空调配置方面并未充分考虑，基建院长又大多不懂医疗流程，造成医院更改空调位置、增减空调数量的现象十分普遍。这不但浪费了医院财力，而且还影响医院建筑的美观。因此，各家医院在配置空调时，懂医疗流程的院长们要多与基建院长就空调配置事宜进行沟通，确保空调配置的合理、高效、人性化。特别是新建医院，更应注重医院空调的人性化配置。此外，我国南方医院与北方医院在空调配置方面也有一定的区别，南方四季分明，不需要全年开中央空调；但是因为医院某些功能区对温度有着特殊要求，因此更需要考虑不同功能区空调的独立配置，以满足不同需要。

（韦铁民）

# 第二节　医疗建筑色彩在医院人文建设中的作用

**【背景】** 现代医疗建筑越来越注重医疗场所色彩对患者的心理感觉及医务人员工作环境对工作的影响。国外医疗机构在医疗环境建设时注重色彩搭配，根据医疗诊治的不同特点，利用不同的色彩力求给予患者在心理上潜移默化的影响。例如在儿科病区加入更多鲜艳童话的色彩，以消除小朋友的恐惧心理；在妇产科使用红色等喜悦的颜色来表达对新生命的欢迎。越来越多人性化细节的加入，是现代医学建筑的发展趋势，更是现代医学建筑进步的标志之一。

**【问题】** ①国内医疗建筑色彩多偏冷色调，给患者以冷漠与压抑的感觉，建筑色彩与医学文化和医疗要求之间没有有效融合；②精通建筑的不了解医疗，熟悉医疗的不懂建筑。

**【做法】**

**一、病区按类别设置不同色彩系统**

（1）对病区走廊、病房、护士站、办公区等空间的地面、墙面、家具、门等使用不同的配色方案。

（2）在可视空间内，主体色彩的运用原则上不超过三种，局部可用多彩点缀。

（3）根据病区的病种特点，采用不同的色彩，营造平静、温和、简洁的氛围，让患者和家属有居家的感觉。

**二、重点区域和空间运用醒目色彩进行点缀**

病区楼层的重点区域主要有护士站和电梯厅、走廊等公共空间，在视觉节点采用较为醒目的色彩和材料进行点缀、衬托和装饰，给人一种色彩丰富、提振精神的视觉感受。

### 三、办公区、操作区专门色彩设置

办公、手术、治疗等区域，针对工作的性质，设计时采用冷色调的天蓝色，柔和中性的暖灰色，营造沉稳、安静的环境氛围。

### 四、标识系统色彩与整体空间和谐统一

标识块、字体大小、布局、选色、安装位置及高度等和谐统一，达到简洁、精确的效果。

（1）电梯轿厢楼层导引采用与轿体同质的不锈钢丝印。

（2）电梯厅导引采取从上往下按 1～25 层顺序排列，符合大众阅读从上到下的习惯。

（3）病房门牌底色、宣传栏框与病房门框同色调，展现色彩统一、协调。

（4）楼层层数标识、护士站标识等采用阳刻字体粘贴，简洁大气；相邻建筑指示采用不同建筑效果图指引，清淅明了。

**【小结】** 外科大楼和内科大楼色彩充分考虑患者和医护人员的心理感受，总体采用温馨的暖色调搭配；特定区域结合工作特性，采用不同的个性化色彩；局部点缀用色醒目，不拘于传统的色彩思维，充分体现人性化的特点。

色彩是建筑的外衣。我们要用心去体会使用者对色彩的感受，追求细节的完美和功能的实用、便捷，营造一个让患者和医护人员都倍感舒适的环境。

（黄亦良　肖碧勇）

## 第三节　解决住院患者洗晒衣问题

**【背景】** 患者住院时间短则几天，长则数周，洗衣、晾衣是中国医院住院患者面对的实际问题。许多医院建筑设计对病患家属晾晒衣物方面考虑不周全，导致建筑外立面、楼梯走廊、科室门口栏杆、卫生间、部

分绿地内的树木上随处可见晾晒的衣物。医院公共场所到处飘扬着"万国旗"，不但医院环境受到影响，患者抱怨也时有发生。

【问题】病区内无专设的洗晒间，住院患者洗晒衣服无固定场所。

【做法】把好源头设计关，从四季气候、房屋朝向、日照时间、安全防护等细节方面事先考虑，将洗衣、晒衣间设置在建筑物南侧和西南侧；晾晒间安装防护百叶窗，既能保证通风和阳光的正常照射，又能防止风雨天雨水的溅入和衣物被吹落、丢失；购置脱水机，有效避免衣物因未拧干而造成地面湿滑，降低病患家属跌倒事故发生的概率；因洗衣池女性使用居多，传统的洗衣池设计高度为80cm，而南北方女性的平均身高不同，故洗衣池高度设计也要略有不同，有效缓解因水池过低而造成的腰酸背痛现象。

【小结】由于病区内设置了洗晒间，进入病区能明显感觉到环境整齐、有序，患者满意度得到大幅提高，并得到医院同行的大力称赞。

对于现代医院建筑，设计者不单要考虑医疗工作需要，更应注重从住院患者的角度出发，切实为住院患者思考、解决生活上具体的需求。

（林维杰）

## 第四节　医院建设项目的节约——材料设备询价

【背景】近几年，许多医院发展迅速，建设项目多且要求速度快、品质高。建筑材料的质量和价格是影响工程造价的重要因素，为合理使用材料，实现价格与实际效果并重，节约建设成本，杜绝不当采购，需要构建一个严谨的询价体系并配以完整、可行的制度规范。

【问题】①询价过程中，供货商报价、采购合同价、实际采购价不尽相同，实际情况往往会出现供货方与采购方结成利益共同体，报价"留有余地"；②市场询价价格、政府指导价、信息价、实际采购价相差较大；③由于某些采购招标政策、采购制度、管理规定所限，业主在主动选择上受限较多，花钱买不到好东西，不能达到设计效果。

**【做法】**

**一、建立全套的询价体系**

（1）基建科设置专职询价员，进行客观、真实的市场信息调研；

（2）基建科询价组负责综合分析价格区间定价依据；

（3）医院询价小组负责大宗设备材料集体询价；

（4）院领导班子决策。

**二、规范操作流程**

**1. 项目预算阶段**

（1）充分理解设计意图，对项目所要达到的使用功能、感官效果了然于心；

（2）了解各种材料的特点、优势及不足，在关乎使用功能、使用成本、维护、更新等选择上做长远打算，多方论证，当花则花；

（3）对于追求感官效果的材料能替则替，在色彩运用上多做功课，货比三家，寻找物美价廉的材料，做出预期甚至超预期的感官效果。如我院内科大楼部分天花板材料就是通过淘宝找到的铝方通，以最低的造价做出了完美的效果；

（4）询价途径主要有产地考察、市场调研、访问周边或同行项目，供货商报价、电话、网络询价等；

（5）程序上，询价员取得一手综合资料后提供给基建科询价小组，经筛选确定用材及价格，征集使用、维护部门意见后上报院部，为最终的定材定价作预算依据。

**2. 大宗设备材料招标**

（1）全面了解招标物品的品牌、性能、售后、质保、优惠条件、供货周期等，科学考虑设备若干时间后的使用需求，选择一个合理的方案。

（2）争取政府部门（建设局、招管办、招投标管理中心）的支持，参考需招标项目的政府招标参考价。

（3）合理合法地营造品牌间充分竞争的机会，从中收集大量的产品信息，经过综合分析判断，选定材料。这一方法同样对掌握其合理价格定位也非常有效。如我院教育培训大楼空调项目的招标，前期经过设计、业主、空调厂家多次论证、修改和调整方案，询价人员经三次与供货商谈判后又组织院部询价小组进行集体标前询价，才定出一个合理的低价作为招标控制价。

**3. 项目施工阶段**　建设施工阶段遇到方案调整、材料更改等问题，需要依据询价资料签署联系单。此时的询价、定价，很大程度上就是业主与施工单位通过博弈达成平衡的过程。询价的关键在于主动地、有准备地做好基础工作，即掌握客观、准确的价格依据后，再与施工单位谈判，使之接受一个公平合理的价格，避免被动接受供货方或施工单位的不合理诉求。

【小结】材料设备询价体系是基于多年询价工作的经验，通过对大量询价细节和询价工作的归纳整理形成。透过这一完善的询价体系，医院的每一分开销都花在刀刃上，采购到物有所值的材料设备。

询价贯穿于基建工作始终。正常有效的询价工作是建设项目中节约成本和保证建筑质量的重要环节。在已有的询价机制下，负责、仔细、多渠道获取信息是做好询价工作的前提，同时，长期的工作教训也着实反映出，前期准备工作做得越细，询价工作成效就越大。

（胡一萍）

# 第五节　严格内审，把好基建投资出口关

【背景】随着医院院区规模的扩大，基建工程项目较多，基建工程审计在医院管理中发挥着越来越重要的作用。医院基建工程审计主要是对基建工作的合法性、效益性、真实性进行审核。规范医院基本建设项目程序、降低相关建设成本、提高资金的使用效益是开展内审的目的所在。

【问题】①内审流程不规范；②基建投资审计涉及专业技术多，涵盖范围广，责任心不强导致疏漏；③被审对象杂，变化因素多，施工单位报审的基建投资款普遍存在虚报、多计、重复、高估、冒算等错误计价，审计难度高、任务重、压力大；④内审人员专业技术不高，工作疏忽导致医院财产损失。

【做法】充分发挥内审的监督和服务职能，通过内部审计，对医院重

大项目、重点资金实行有效的监管，进行审计现场跟踪督查，对项目招标文件、合同、控制价、预算等进行审计咨询、评价、专业指导，提高资金使用效益。竣工结算"三关""五审"，财务支付基建、审计、财务三科内控审核，构筑一道医院特色的内部审计防火墙。

## 一、规范内审流程和工作指南

（1）建章立制，规范内审流程。

（2）从细节入手，培养习惯，无缝对接。规范各项内部文件格式和传递流程，以及审计实务操作的日常工作指南。制定适用的审计工作文书、工作底稿、审计查询单、审计记录单、审计询证函、审计资料汇总单、审计跟踪记录等投资审计文书并统一格式。对不明审计事项实施专人审计调查，进行问题整理。建立项目完工使用科室意见反馈制度，设立统一的医院竣工工程财务结算表，建立职能科室（基建、审计、财务）三方对账把关的内控管理制度，优化结算流程，确保账目清晰。

## 二、合理利用和配置审计资源

克服内部审计资源有限局面，充分利用外部审计资源，合理配置，完成审计任务。目前采用的审计方式有以下四种。

（1）医院零星修补项目以内部审计为主；

（2）医院整体的病区改造、维修项目由内审主审，委托社会中介机构进行审计意见稿的复核；

（3）列入政府投资计划的医院重大投资项目委托审计局进行预算执行情况审计，内审充当"桥梁工程师"，进行业主、协审单位、审计局三方的审计衔接，内审人员全程跟踪，全面配合；

（4）单项、复杂的医院计划项目委托社会中介机构审计，内审人员进行审计衔接。

## 三、确保内审监督的时效性和有效性

重大基本建设项目设好投资防线，全面控制，寓监督于服务，实施好"三关""五审"，跟踪过程"三节点"。

**1. 流程过"三关"** 落实专业人做专业事的分配关，严格执行资料交接审核的交接关，审计流程公开、规范、透明的操作关。

**2. 量价过"五审"**　一审工程量，二审定额套价和投标报价，三审结算取费标准，四审材料价格和价差，五审现场施工签证和联系单。审计人员对照合同、图纸、工程变更单、结算书等相关资料结合现场实际情况一笔笔进行详细地查看、对比、测量、标注、记录，逐一捋清问题，进行细致的了解和询问。平时工作中养成专业技能工具普及运用的习惯，熟练运用计价软件、算量软件，表单台账，提升审计人员数据分析能力，实行基建审计业务数据化管理，实现管理制度化、规范化、信息化。

**3. 跟踪项目"三节点"**　一是招标文件拟定、招标控制价审查及合同签订前提前介入，防疏堵漏；二是对于项目工程款支付、施工现场及隐蔽工程、材料验收等事中参与，严把建设程序关和施工合同关，建立图文结合的审计跟踪日志，及时采集相关图像、数据作为审计的有力证据，确保项目建设实施过程合理、真实、有效；最后对于工程竣工结算和疑难问题协商处理的事后监督，严格现场审查堪验，外审项目内审人员同步跟进，疑难问题协调跟踪，逐笔逐项核对，确保重大建设见人、见账、见物。

### 四、机制创新，提升基建审计工作质量

（1）建立分管院长参加，报告审计发现，解决审计疑难问题的审计业务交流讨论制度；

（2）实行审计质量内部交叉检查、矛盾案例分析、审计心得交流例会机制；

（3）实行重大项目审计跟踪，图文记录，建立跨期较长的事项审计流程衔接，日志管理机制，记载审计进程和审计疑难讨论纪事；

（4）实行基建投资项目"阳光审计"，公开审计流程，透明审减金额，记录台账管理，审计成果分享等创新机制。

【小结】　内审的查错纠弊、咨询服务及客观评价可给医院管理层的决策提供依据和保障；而内审工作人员跟踪到现场，诚意走访，勤检验，多沟通，多交流，多讨论，则有利于与同职能管理科建立相互信任、紧密协作的良好工作氛围。基建项目实施主动跟踪审计可实现医院内审工

作从"结果审计"向"过程审计"，从"被动审计"向"主动审计"的转变，能很好地达到事前预防、事中控制、事后纠错的效果。同时，在工程质量、工程进度、建设管理等重点环节，以资金流程为主线，以建设项目为载体的基建审计管理模式，可有效杜绝损失浪费，规范基建支出行为，排除项目管理中的诸多隐患。

（杜晓霞）